U0017894

【VCD 瑜伽動作示範目錄】

健康生活館

Healthy
Life

11

圖解瑜伽自然健康法

健康生活館 11

圖解瑜伽自然健康法

作者——嚴菀華

動作示範——嚴菀華

主編——林淑慎

發行人——王榮文

出版發行——遠流出版事業股份有限公司

臺北市 100 南昌路二段 81 號 6 樓

郵撥／0189456-1

電話／2392-6899　傳真／2392-6658

法律顧問——董安丹律師

著作權顧問——蕭雄淋律師

2001 年 3 月 16 日　三版一刷

2010 年 4 月 16 日　三版二十四刷

行政院新聞局局版臺業字第 1295 號

售價新台幣 250 元

ISBN 957-32-4318-0

YLib 遠流博識網

http://www.ylib.com

E-mail:ylib@ylib.com

圖解瑜伽自然健康法

The Natural & Healthy Way:
A Complete Illustrated Book of Yoga

嚴菀華◎著

目　錄

第三篇　疾病防治與應用

〈李政育序〉

行於方寸之地的東方式運動

　　中國在「胡椅」「胡牀」傳進來，並被廣泛推廣及於一般百姓，成為家居生活設備必需品之前，都是席地而坐、席地而眠的，稍有錢的人才有「蒲團」可坐。而從事「羊蓆」編織手工藝者，相當於今日彈簧牀製造商一般，是一種非常高級與高所得的工作。古人的食物，來源多半靠自己耕作，衣服靠自己織，住靠自己用「土塊」或「茅草」——小竹、小木柱（或條）或石塊——堆疊或架起的鄙屋以住，以遮蔽風寒，行則靠兩條腿者多，騎馬則傷骶腰，坐轎則足易乏力。

　　結果呢？天冷或一遇雨天，則腰腳重而難舉，痿躄酸軟無力，或腫脹腳氣，或足瘦削而萎縮，或潰爛焮脹不收口，或瘡疔癰疽痱疹而不癒，或腰融融如束五千個銅板，或膝踝癱瘓而不能屈伸……。原因在於坐草蓆或蒲團者，易下肢鬱血，血栓沉積。天冷則保暖不足，加上末稍血管血栓沉積而壞死、潰爛與發紫黑；潮溼則久坐溼地與卑下之地，地氣與水氣互相熏蒸，自毛孔滲入，溼熱互相悶搏，溼則蟲虺與狐屎、狐刺就多，傳染病就易流行。天熱則黴菌易繁生，久坐足易熱脹，體汗溼垢，或多走而卒入水，或多年不洗澡而生皮膚病與腫瘤

癥疽久生不癒，或過食生冷而腹瀉、腹蟲脹……。

因此，聖人之教化百姓，宰相之治理天下，首要工作就在於「理陰陽」，也就是明白訂下一套簡易能行的農民曆，指明雨、溼、熱、風、寒、暑、燥、火的可能發生時間，並教導如何攝食、養生、跌按、避邪氣而趨於健康。順法自然、調和陰陽，所謂陰陽調和五朝元，榮衞調和百病痊，二便利通萬病消……的古代名言，就指示我們養生的大原則。

黃帝《內經》中就有一門學問，叫做運氣醫學，主要在於研究天氣變化、地理位置大移動、高低度的大變遷、人種或信仰、文化、飲食、風土民情之大改變或混雜……所帶給人類的疾病種類與治病方法的學問。在此中有明白的指出治病方法：除針、灸、燔、炳、蹻、按之外，才是藥物；今日則相反，先藥物，再針灸、再蹻……事實上，蹻就是運動，按就是自我按摩，而按摩方法則有很多，手足的按與練氣的按都包括在內。至於呼吸吐納更為必備的配合方法。

古人居住空間狹小，活動空間有限，因此除日常工作出外之餘，所有活動幾乎全在小小的房屋內的草蓆或蒲團上。在此有限的睡或坐墊上的運動，絕對不是今日的體操或舞蹈，或各種球類運動，而是仿如禪定、氣功、瑜伽、八段錦、十二段錦、擺手功……之類的運動。在運動中，求取心、身、靈的合一，所謂法自然、和於數術，恬淡虛無，精神內守，正氣旺，雖大風苛毒弗之能害也，邪安從干犯呢？不然的話，心浮氣躁，慾求無

窮，貪財好色，能長壽者有幾稀？

但是問題就出在這兒，自黃帝《內經》以下，漢武梁祠石刻、馬王堆的文獻、一直到唐朝孫思邈的《千金方》，隋巢元方的《諸病源候論》，都很明白的指出，尤其《諸病源候論》，每一病皆主用按、蹻。華陀「五禽戲」的動作仿動物而來，但動物的動作要在方圓頂多一個榻榻米或草蓆、蒲團範圍之內來作，一定是很細微精巧的運動，不是大開大闔的運動——如拳術。

可惜五禽戲失傳了。怎麼辦？禮失求之野，參考當初居住環境與中國相仿，尤其到目前仍然維持幾千年不變的生活方式的「印度」、回民、藏民，如何在一個小坐毯上做運動。古代聖人教百姓健康強身的運動——蹻，一定與之相仿，否則如何能藉恬淡虛無、精神內守、呼吸吐納來養「正氣」，避邪氣，強身而袪疾呢？如何消除黎民力作之疲勞、營養不足、病蟲與病菌之感染而長壽呢？

這也就是以前與未來所將大流行的一種運動——瑜伽，自黃帝以來教導人民，在小方毯中自我調養氣息、氣機、生機、肢體、臟器、血液循環、筋骨、肌肉、精神、意識與意志，養精、氣、神、魂、魄的方法。未來人口會愈來愈多，人與人的交流會更頻繁，人際關係會更緊張、焦慮，面對電腦、機械，仿如古代人少地廣一般，應如何於無聊之中，找出樂趣？應如何於呆板中，培養出生機？應如何無視於機器與輻射線的傷害，以求工作有樂趣而長壽？應如何消除因狹小的活動空間，久

坐傷臀、腰、膝,並預防老化、老人癡呆、記憶力的減退、肢體乏力與肌肉萎縮的產生,這就是我為嚴菀華老師寫這一篇序文的最大原因。

　　「瑜伽」是古代聖人敎導百姓的最佳強身、養生方法,也是未來人類最適當的東方式運動,眞值得推廣與學習。

李政育

【序文作者簡介】李政育中醫師,政治大學畢業,曾任中國醫藥學院附設醫院主治醫師、衛生署中醫藥委員會研究委員,現任中國傳統養生美容協會理事長、德育護專化妝品管理科副敎授。著有《圖解中醫脈學》《運氣醫學》《中醫美容治療學》等書。

〈李家雄序〉

融合東西方特質的養生之道

　　菀華多年來，穿梭於印度、中國大陸、日本……專研現代瑜伽，確實已獨立成形於芸芸眾養生法門中。她從我深習中醫養生——經脈學、導引按蹻等，也深有獨到見解。

　　中國養生無外乎「誠意、正心、修身」與「天行健君子以自強不息」。祖逖聞雞起舞、陶侃搬磚、范仲淹食菜粥……這些耳熟能詳的養生故事，易於今日已不敷實用，因此，這本《圖解瑜伽自然健康法》更顯珍貴實用。

　　宋朝蘇東坡兄弟熱愛中國養生導引法，也涉研印度瑜伽；至於《紅樓夢》中的男女要角，於己、於人不也都稍有遺憾——美食有餘、健身養生不足。

　　多年來，我從專業的中醫著作，延伸到《少林易筋經》、《漢代馬王堆帛書四十四式》……陸續連載於《台灣新生報》，之後更發展成「耳鼻喉健康操」、「頭痛健康操」、「上班族健康操」……陸續在《中央日報》連載多年；如今，更投入西方養生運動——游泳、跑步、自行車。比較東西方運動後，發覺功效上可以與中國導引養生法相提的就是瑜伽。這些年，很多學生將「

經脈操」 （現代易筋經） 融入於瑜伽中，更益突顯瑜伽的養生功能與生活趣味。

《圖解瑜伽自然健康法》正融合了東西方養生的簡易特質，深入淺出於圖文間，適合全家運動，更適合企業團體休暇操作養生。

李家雄

【序文作者簡介】 李家雄中醫師，海洋大學畢業，曾任中國醫藥學院中醫研究所針灸推拿指導老師暨附設醫院內科醫師，現執業於台北市，並擔任台北市體育會鐵人三項委員會主委、野雁游泳慢跑聯誼會會長。經常應邀從事教學、演講和專欄寫作，著作超過 80 本。

自序

　　人是社會的動物，不能離群獨居，所以人身之疾病皆與生理、心理、社會關係息息相關，並與居住的環境及飲食生活更是密不可分。

　　身心互為表裡，身體不健康同樣反映到心理之不健全；而心理、思想的偏激造成人格之差異，使情緒易變得不穩者，也常造成人際關係之不和諧。這不僅引起身體方面的疾病，亦會引起精神上的疾病，如焦慮、緊張、患得患失、精神抑鬱等身心病症。

　　長期的情緒壓抑或情緒得不到紓解，如果沒有適當的調節就容易致病。

　　醫學上已證實經常發怒的人，較易罹患肝臟方面的疾病；過度憂慮、生活緊張忙碌的人，則容易得胃潰瘍、十二指腸潰瘍；情緒容易激動常憂傷落淚者，肺氣一定虛弱；急躁者易得心臟病。

　　《內經‧素問篇》亦提到：「怒傷肝、喜傷心、思傷脾、悲傷肺、恐傷腎。」人乃食色性也，總有七情六慾，但是如果能把情緒昇華，往往是創造力的根源。

　　那麼該如何紓解情緒及調整我們的身心呢？修練「瑜伽」同時能達到身、心、靈之平衡發展，可說是整體之自然健康法。

　　瑜伽修練包括八個階段（八肢），即：戒律、調身、調息、攝心、凝神、禪定、無我及三昧。

　　其中調身、調息，屬身之修練法；攝心、凝神、禪定、三昧屬心之修練法；戒律、無我，屬靈之修練法，即道德精神之修練。靈性之修持，如果沒有道德的基礎是不可能達到至真、至善、至美的境界。

　　瑜伽八肢中之調身即做瑜伽體位法（瑜伽姿勢），藉採取各種不同的獨特姿勢給予頭腦、筋肉、內臟、神經、荷爾蒙腺體適度的刺激。瑜伽八肢調息即是呼吸控制法，能控制呼吸就能控制情緒。如果心理受到外界的干擾，致使呼吸不規律，則易引起氣血不順暢而致病。瑜伽呼吸控制法同時能調整自律神經，控制心跳的速率，緩和緊張情緒；尤其是深沉的腹式呼吸法，不僅能強化腹腔內臟器官，身心亦可自然統一安定。

　　人體的眼、耳、鼻、舌、身、意（六根）等各種感官及四肢與內臟息息相關，中醫臟象學說：「肝藏魂開竅於眼，肺藏魄開竅於鼻，心藏神開竅於舌，腎藏志開竅於耳，脾藏意開竅於口，並主四肢。」因此，瑜伽靜坐修練首先要攝心、凝神、六根不漏、精神內守，達到無念、無想、無住的禪定。

　　然而做瑜伽體位法，同時也要注重呼吸之配合，意識之集中，以求達到身心統一的功效，因此做瑜伽姿勢可說是「動禪」。

　　我先前寫過兩本瑜伽著作，第一本著重在醫學理論，瑜伽姿勢較少，第二本大部分是高難度之變化式，一

般人不易學，因此決心再編這本《圖解瑜伽自然健康法》。本書著重在動作之分解，收集了近百種瑜伽姿勢，從一般常做的基本瑜伽姿勢至高難度之演變或其變化式，皆由圖片詳解，動作之程序由預備姿至完成式一目瞭然。

　　《圖解瑜伽自然健康法》亦收錄了歷年來刊登於《吾愛吾家》上之瑜伽專欄，皆以醫學理念闡釋各種慢性病之成因及如何用瑜伽自然健康法來預防。

　　這是一本瑜伽入門的書，由此書可瞭解到瑜伽不僅是身體的藝術，亦是一種生活的哲學。「瑜伽」並不是神秘而高不可攀，只要遵守大自然的法則及生命的韻律，把瑜伽融入日常生活當中，相信更能怡然自在而健康長壽，社會亦能更和諧進步。

圖解瑜伽自然健康法

第 1 篇
瑜伽與現代生活

　　現代人長期處於精神緊張、壓迫感和噪音環境中，加上營養失調、運動不足，身體加速憔悴衰老，而且百病叢生。養生之道的探尋遂成為現代人生存的課題之一。

　　瑜伽體位法源於五千年前的印度，乃苦修者從動物患病不經治療，却可自然痊癒一現象所得之靈感，模仿學習並加以修正，運用到人體上治療各種慢性疾病。

　　此外，還配合呼吸調息、動靜平衡、身心統一等要訣，才能達到完全的效果。

第1章 瑜伽概論

瑜伽與現代生活

「瑜伽」一語在古代經典裡是「以馬繫在馬車」之意，是說人的六根——眼、耳、鼻、舌、身、意——因迷惑於外界的刺激而盲目攀緣，如將其繫牢於心靈上，並予淨化，則能使其達到解脫境地。也就是說攝心凝神，六根不為外物所役，精神內守，外邪無法入則百病不侵。

現代人常處於不自然的生活中，處於精神緊張、壓迫感和噪音裡，常會使人變得憔悴醜陋。反之，心靜則會使人心情穩定，對身體也有莫大的助益。

老子《道德經》曰：「人法地、地法天、天法道、道法自然。」心空自然，體內生理機能就自然發動，氣血暢通，百病則除。

然而，工商社會裡，人們不得不追逐名利，甚而強取豪奪，精神、體力皆過度濫用，造成思想及生活習慣之偏差。多數人沉溺於貪、瞋、癡中而樂此不疲，疾病皆是自己造出來的，所謂「三界唯心、萬法唯識」即可印證。

　　而罹患疾病，原是想要恢復身體平衡與健康而起的一種自然反應作用。我們的身體本來就有自然治癒的能力，因此如果稍有異常，就會下意識的產生消除或修正的作用（例如伸懶腰或打呵欠等）。**將此種無意識的自然修正反應，整理成有意識的動作，並配合自然腹式呼吸法去實踐與體驗，使身體的訓練與精神的淨化獲致統一，就是我所提倡的瑜伽自然健康法。**

　　「瑜伽」就是精神的修養與肉體的訓練，再配合正確的飲食及生活習慣。

　　瑜伽可說是集醫學、科學、哲學之大成。瑜伽的涵義為「身心統一」，不僅是知性的、感性的，而且要理性的去實踐「它」。

　　「人為何會生病？」「人為何會有煩惱？」這不僅是心理失調了，而且絕對與我們日常生活飲食及思想的偏差息息相關。

　　比如糖尿病、血管硬化、膽固醇過高、肥胖、高血壓、心臟病、貧血⋯⋯等皆是營養過剩或飲食失調所造成。現代人常有的焦慮症、神經衰弱、緊張、心悸、失眠及精神官能症皆與思想、心理之偏差有關。

　　做瑜伽就是順應自然法則而恢復身體本身之自覺能力，並且領悟到必須從內而外徹底改造自己，才能達到「身心統一」——也就是所謂的「身心一如」。

　　身是心的鏡子，人之體態與心態常成表裡，長期處於失意者一定無法抬頭挺胸，凹背者多積極或急躁，圓背者多消極或保守，故而藉瑜伽矯正姿勢及體型，同樣

能達到心理的平衡。

瑜伽體位法

「瑜伽」源起於五千年前的印度，一些苦修者為了適應高熱的氣溫以及饑荒的煎熬，避居森林修練身心；他們無意中發現各種動物患病時卻能不經任何治療而自然痊癒，因此他們學習模仿各種動物的姿勢，將此種緊張及鬆弛的方法運用到人體時，竟然也有意想不到的效果。

因此瑜伽中許多姿勢如：眼鏡蛇式、貓式、魚式、駱駝式、犬式、蝗蟲式、獅子式、孔雀式、龜式、蝙蝠式、鶴式……等均以動物名稱來命名。這些獨特姿勢及修正姿勢稱之為瑜伽體位法（Asana）。

瑜伽體位法給予頭腦、筋肉、內臟、神經、內分泌腺以適度的刺激，使健康者益臻健康、身體偏歪或異常者歸於正常。

瑜伽的動作並不是單純的拉拉筋骨或依樣畫葫蘆，而是在一舉手、一投足之間，配合著呼吸，集中意識發揮潛在能力的想像，就是**將頭、身、心三者同時加以訓練**。

修練瑜伽體位法之三秘訣：

(1)**統一心——統一精神**：意識集中於特定點。
(2)**統一身——調整姿勢**：全身重心力量在丹田。

⑶**調和息——調和呼吸**：呼吸以腹式呼吸，自然深而長。

科技愈文明、愈進步，人類肢體的活動則隨之減少，骨骼結構與器官機能因此變差，尤其是上班族的職業傷害，日漸增加。

身體的活動如內臟、血管、荷爾蒙、皮膚等皆靠脊椎內的自律神經來支配，如果長期固定同一姿勢，甚或姿勢不正，即影響脊椎，造成脊椎神經失調而立即引發諸多毛病來。例如：脖子、肩膀僵硬酸痛、頭痛、視力減退、腰酸背痛、腸胃病、骨刺、坐骨神經痛、神經衰弱、失眠、內分泌失調、便秘及其他精神官能疾病。

藉著瑜伽體位法之修練，則可刺激自律神經，同時關係體液循環、消化、代謝、生殖等維持生命的基本機能者，也能藉體位法之修練給予反射的調整。

瑜伽修練時應注意的事項包括：

⑴做瑜伽前後一小時禁止進食。

⑵飯後二、三小時內避免練習瑜伽。

⑶大病或手術後，絕對禁止練習瑜伽。女性月經期間亦不適合做劇烈的運動。

⑷做瑜伽前必須先做各種舒展筋骨之熱身運動。

⑸做瑜伽時心情要放鬆，並保持心情愉快。

⑹注意動作要完全與呼吸配合。

⑺做瑜伽時精神要專注，意識集中於丹田或其他想要醫治之處。

(8)每個人身體的狀況互異，不必操之過急或過份勉強，這樣反而可能造成運動傷害。

(9)做動作時不宜講話或大聲笑。

(10)每一種瑜伽姿勢需重複做3～6遍，做完後要做大休息式。

瑜伽與一般運動的不同

	瑜伽	一般運動
特徵	必須集中意識，使身體在某姿勢下靜止維持一段時間，而達到身心的統一。	使身體機械式的不停的動，無需用意識。
效果	使內分泌平衡，身體四肢均衡發展。	使肌肉發達，但不均衡。
身心狀態 (運動完後)	全身舒暢，心靈平靜，內在充滿能量；睡眠時間不需要太長。	體力易消耗，肌肉易疲勞，需要長時間睡眠以恢復體力。

瑜伽調息法—大休息式

修練瑜伽的意義是要使身心平衡，故而一動必要一靜；做完動態體位法，必須大休息調息，才能達到淨化心靈的效果。

大休息式的做法如下：

仰臥，雙腿分開30公分，雙手很自然的放在身體兩側，手掌心朝上；頭、肩、手、腳全身放鬆，眼睛閉著、嘴唇輕合、臉部肌肉放鬆，並面帶微笑。

先做 3 次的深呼吸後，再回復自然呼吸。此時試想自己的身體輕飄飄的似一片雲，冉冉凌空而起，愈飄愈高，愈飛愈遠；飛過樹林、飛過山嶺、飛越大海。

像海鷗般遨遊於天際間，只見萬頃碧濤；樹叢、花草、山川河流，皆從你的視野中飛馳而過。此時心曠神怡，寵辱皆忘。

浩浩乎如憑虛御風，而不知其所止；飄飄乎如遺世獨立，羽化而登仙。

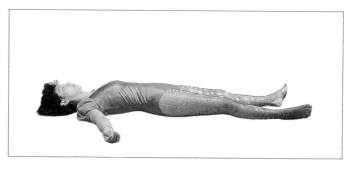

瑜伽大休息式，它的效果遠超過睡眠，因為睡眠還會作夢，即證明腦神經並沒有完全休息。

做大休息式，大腦不易胡思亂想，但尚保留一些知覺，大腦皮質層因而獲得放鬆與休息。

因此大休息10分鐘，就相當於 2 小時之睡眠時間。瑜伽大休息式能使身體獲得休息機會，除了能消除肌肉之緊張疲勞外，更能使心境感覺寧靜而安祥，對高血壓

患者更具有效果。

又有俯臥式大休息，與瑜伽大休息式要領相同，亦有同樣的功效。

熱身運動—拜日式

拜日式不但可伸展四肢筋骨、肌肉，並可做為修練其他瑜伽體位法之前的熱身運動。

【功效】

- ·穩定身心、鬆弛筋骨、促進全身的血液循環。
- ·預防各種神經系統、內分泌系統疾病，以及各種慢性疾病。
- ·能增強身體的抵抗力及改變體質，並增強心、肺功能。

【動作分解】

第一式 吐氣，雙腳併攏直立，大拇趾著力，合掌於胸前。腹部收縮，提肛，臀部夾緊，肩膀放鬆，頭要正，凝神氣定，肘與肩平，雙目專注指尖。

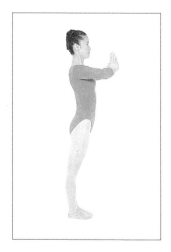

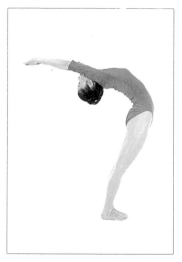

第二式 吸氣，雙手大拇指勾住，向前推出與肩平行，眼睛看指尖。雙手往上舉，頭隨著往上看，腹部向前推出，雙腿膝蓋打直，上身慢慢往後彎。意識集中在丹田，小心後彎，不可猛力；初學者需慢慢增加彎度，不能勉強。

第三式 吐氣，眼睛看著前方，胸背挺直向前彎，臀部向後翹，雙腿直立，雙手隨著前彎緩緩放下，貼在雙腳兩側，直到腹部、胸部貼住大腿，頭部下垂、額頭觸膝；雙膝不能彎曲。

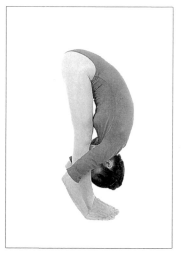

第四式 吸氣，右腳向後伸出，右膝蓋著地，右腳尖觸地。左腿彎曲，腳底著地，雙手自然垂放在腰兩側，胸部上升挺直，腰部慢慢後彎，眼睛往上看。

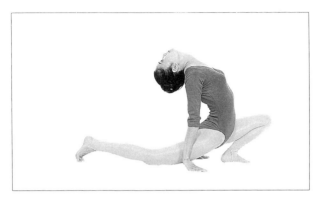

第五式 止息（閉氣），接著左腿向後伸直，與右腿併攏，腳尖觸地，雙手撐住全身，平衡懸空，全部重心在腰部，頭平放，臀部勿翹起或落下，整個身體成一直線，眼睛注視地板。

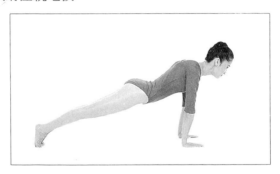

第六式 吐氣，雙膝著地跪下，雙手撐地。前胸平貼地

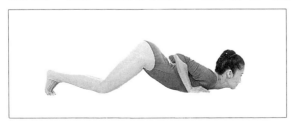

面於兩手之間，下巴貼地面，腹部懸空，臀部不要翹太高，肘不可貼地。

第七式 吸氣，接著身體向前，腹部貼地，頭向上抬起，胸部也慢慢抬起。眼睛向上看，手肘伸直，雙腿要併攏，腳背貼地，全身放鬆。

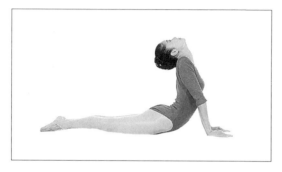

第八式 吐氣，臀部慢慢舉起，四肢平貼地面，全身成三角形（倒 V 字形），頭部下垂，兩腳著地，臀部往上推，胸部往下壓，使背部成直線。注意不可將雙腳或雙手前後移動。

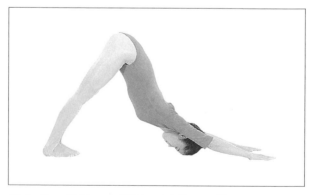

第九式 吸氣，右腳縮回原處，與第四式相似，腳底平

貼地面，左腳尖觸地，膝蓋跪下，腰向上提，頭胸部向上提，眼睛往後看。

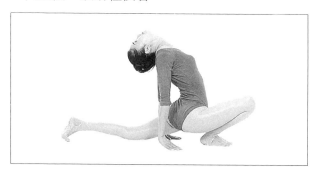

第十式 吐氣，左腳縮回，彎腰，雙手貼地，雙腳併攏與地面垂直，額頭儘量接近雙膝，小腹與胸緊貼大腿，與第三式相似。

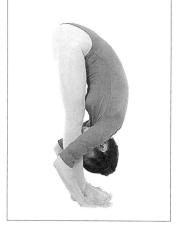

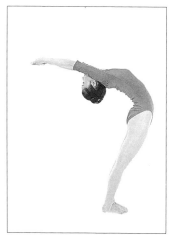

第十一式 吸氣，雙手大拇指勾住，眼睛看著指尖，雙手伸直，慢慢提起向後彎。上半身全向後彎，眼看天，大腿、膝蓋伸直。

第十二式 吐氣，腰椎胸背
挺直還原，雙手合十在頭
頂並慢慢放下置於胸前，
然後慢慢垂下置於腰部兩
側。

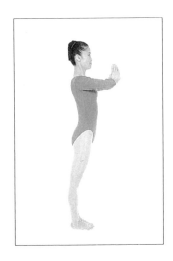

第2章 瑜伽呼吸法

　　呼吸，可說是人類生命的象徵。

　　觀察一個人的呼吸方法，能夠知道他的心理狀態：無憂無慮時，呼氣有勁；失敗或恐懼時，吸氣有勁；滿足時呼氣熱；不愉快時呼氣冷。由此知心情寧靜時呼吸長而深；反之，當心情不穩、憤怒時呼吸短而淺。

　　如果運用瑜伽呼吸法注力於下腹部，心緒便能鎮定；如能保持「無心」，則鎮定狀態能夠維持更久。

　　為什麼藉呼吸能調節心理狀態呢？

　　人類的呼吸，是腹壓與胸壓交互運動的自然作用。當人受到外界刺激時，首先反應的是人體自律神經中的交感神經（即昂奮神經），直接影響到腦下垂體及腎上腺之內分泌。

　　由於外界的刺激導致血糖增加，血液酸性化，使血壓上升，內臟的血為筋肉所剝奪，於是筋肉收縮，尿管收縮，瞳孔擴大，肝、腎、脾皆陷於貧血。這樣的狀態如經常持續，則酸性化的體液，成為病原菌的溫牀，同時因筋肉硬化而容易疲勞，內分泌失調，器官機能逐漸崩潰。

　　神經昂奮不時到達高潮，致使神經過度疲勞而發生麻痺，時間一久，會使身體的活動和心理的活動都發生

紛亂。

　　自律神經中的副交感神經與交感神經是神經系統的一體兩面，互相抗衡而維持身體的平衡狀態。加強呼吸的訓練，可以使副交感神經的作用靈活；藉呼吸法使自律神經平衡，身心自然就能安定。

完全呼吸法的功效

　　依據瑜伽的呼吸哲學，人類必須進行「完全呼吸法」：也就是指腹式呼吸、胸式呼吸、肩式呼吸三者得以完全進行而言。

　　實行「完全呼吸法」才能充分支配自己的身體，增加精神力量，使所謂 Prana （生命素）源源不斷地輸入體內，使人體力充沛，永保青春。

　　一般來說，人體安靜時每次的呼吸量約 500C.C.，但「完全呼吸」則可吸入 3000～3500 C.C.的空氣，相當於一般呼吸量的 6 ～ 7 倍。

　　在瑜伽經典中記載，人類每天呼吸 21600 次，也就是每分鐘得呼吸 15 次，這與一般科學研究所得知的每分鐘平均 16 次非常接近，由此可見瑜伽術是如此地重視呼吸。

　　現代人常會因為周遭環境、事物之影響，心神不定、情緒不穩，這種人的呼吸必然是不規則，又淺又弱的急促呼吸。因此常會感到疲憊不堪，或百病叢生，在不知不覺中削弱了自己的生命力。

呼吸淺、情緒不穩者，絕少長生，而長壽者所以長生，通常皆因能善用緩慢深長的呼吸法。

烏龜的呼吸法，是頭部向上仰，長長地作深而靜的呼吸，自古以來皆稱萬年龜，足見其呼吸法乃是長壽的重要關鍵。

瑜伽是以緩慢平靜的深呼吸爲原則。「完全呼吸法」本著此原則，由腹式呼吸、胸式呼吸、肩式呼吸三個階段所構成。

完全呼吸法訓練方法：

⑴站立、金剛坐、仰臥均可。

⑵兩手抱後頸，意識集中於肚臍；腹部緩緩凹下，一面將氣息慢慢吐出，然後用力將腹部縮進去，彷彿要將腹部貼住背骨般。

⑶氣吐盡後，便將全身放鬆，讓空氣自然地由鼻孔吸入，慢慢進入腹部；此時腹部會脹起，這就是腹式呼吸。

⑷將意識集中在肺的底部，逐漸擴大胸腔，使空氣從肺底部慢慢往上瀰漫，促使肺中部膨脹，這是胸式呼吸。

⑸氣吸到胸上部時，肩膀隨之向後方伸展，下巴稍微向上抬，這就是肩式呼吸。

⑹放低下巴，暫時止息然後縮小腹，把氣息緩緩地吐出。最後，將手肘內彎，肋胸上部的氣息完全吐出。

⑺連續作 5 次。

不完全呼吸法

■肩式呼吸

當你悲傷哭泣時，會兩肩不停上、下抽搐，這時呼吸根本沒有達到肺部與腹部，只有肺的上部在運動。由於橫隔膜不斷地往上，故進入肺部的空氣極少。

這雖然是最不好的呼吸法，但是若將上述的呼吸法改為瑜伽呼吸法加以有意識的實行，卻會有其他意想不到的助益。

瑜伽肩式呼吸訓練方法：

(1)站立，姿勢要端正。

(2)肋骨、鎖骨與肩膀同時往上提，用鼻孔深深吸氣7秒。

(3)讓上肺部全部充滿氣後，再一面慢慢吐氣（約10秒），一面緩緩把肩膀放下。

(4)反覆作5次。

效果：強化肺門，增進肺活量，對於肩膀、脖子、手臂和手腕的酸痛將有顯著的改善。

■胸式呼吸

一般女性大都常使用胸式呼吸法，只是肋骨上下運動及胸部稍稍擴張而已。這樣容易引起氧氣不足及其他

的病痛。

若以瑜伽呼吸法來加以有意識實行，則可得到很好的效果。

瑜伽胸式呼吸訓練方法：

(1)站立，姿勢端正。

(2)用鼻孔深深吸氣 7 秒，肋骨向左右慢慢擴張。

(3)空氣充滿胸腔後，一面壓縮肋骨，一面慢慢吐氣（約 10 秒）。

(4)反覆作 5 次。

效果：能使心臟作用順暢，心胸開闊。

■自然呼吸——腹式呼吸法

腹部上、下活動呼吸，比前面兩者好，對健康有助益，但是從瑜伽觀點來看仍是不完全呼吸法。

腹式呼吸訓練方法：

(1)站立、姿勢端正。

(2)深深的吐氣，腹壁凹進（約 7 秒）。

(3)讓橫隔膜下降，深深吸氣至腹部充滿氣為止（約 7 秒）。

(4)橫隔膜上升，再收縮腹壁，慢慢吐氣 7 秒。

(5)反覆作 5 次。

功效：使腸的蠕動活潑，能治便秘；促進造血功能，增進皮膚潤澤，並強化腹腔內之器官、內臟。高血壓

者可降低血壓。

腹式呼吸就是吸氣時將橫隔膜下壓，吐氣時橫隔膜上提；就是所謂的「自然呼吸法」。

腹式呼吸法可提高腹壓，使內臟強健。原始時代的人類，也是四足動物的一種，是行腹式呼吸法的；隨著人類文明的進展，而成直立生活，因此智慧增強，頭腦發達，血液向上部集中，整個重心向上移，造成脊椎容易歪曲，結果變成胸式呼吸，而逐漸淡忘了正確的呼吸方法。

在懵懂的嬰兒時期，仍然是做自然而正確的呼吸，也就是所謂「腹式呼吸」：吸氣時長而深，吸氣之後暫時將氣閉住，然後安靜而緩慢的吐氣 (也就是吐氣要長)。其他的動物也是以此同樣的方法呼吸。

行腹式呼吸法吸氣時將橫隔膜下壓，勁力自然集中於臍下與腰腹部，下腹因而外鼓。

腹式呼吸法能使人體重心下移，身心安定；腰腹有力，因而強化此部位內所分布的內臟神經 (副交感神經)——即迷走神經與腰薦神經。

我們的日常生活中，有很多場合無意識在實行著腹式呼吸法。

例如唸經時，如用正確的方法唸誦，自然吐氣長而下腹著力。笑時吐氣用力，橫隔膜下壓，腹部有力，故心情安定、增進健康，因此有所謂「笑是百藥之冠」及「福臨笑門」之說。

抽菸時吐氣細而長，故有安定心情的功效；忍受疼

痛或舉重物時，會自然閉氣止息。因此所有的技藝包括
：拳術、劍術、柔道、書法、琴法、歌唱、舞蹈、詩詞
朗誦等都與呼吸有密切的關係。能夠善用腹式呼吸法的
原理者，必能悟道進而成為專家。

瑜伽呼吸控制法（Pranyama）

　　人類之能生存，是因宇宙間充滿著一種活力（生命
素），人類吸收此種生命素才得以生存。

　　此種生命素瑜伽稱之為普拉拿（Prana）。

　　普拿拉充滿於宇宙，而人類經由空氣、食物、水土
、日光可吸入這種生命素；人之生存、活動、思考都在
使用著此生命素。

　　我們如果想要有健康的身體及旺盛的生命活力，就
需要知道如何才能吸收更多的生命素（普拿拉）。也就是
說利用瑜伽呼吸控制法就能充份的吸取此種生命的能源
——普拿拉（氣）。

　　所謂瑜伽呼吸控制法就是調息法，支配隨意肌做意
識上的控制，簡單說就是控制吸氣、止息、吐氣時間長
短之方法。

　　運用呼吸控制法，能在體內貯藏大量普拿拉的人，
不僅體魄強健，如果能持之以恆的練習此呼吸方法，同
時也能達到控制身心、淨化心靈之功效。

　　有一句名言：「能控制呼吸，就能控制生命。」

　　因此，瑜伽呼吸控制法可說是調身、調心、調息最

好的功法。尤其是在冥想靜坐前行此功法,對靜坐有極大的助益,並能達到事半功倍的效果。

　　瑜伽呼吸控制法種類繁多,不及一一細載,茲將其中最重要的兩種分別解說如下。

■風箱式呼吸控制法

　　⑴盤坐或金剛坐,開始先緩慢的吸氣及吐氣幾次 (皆用鼻子吸氣、吐氣) 。

　　⑵接著很快地吸一口氣,再用力壓縮腹部快速地吐出 (注意吸氣時間應比吐氣長) 。

　　⑶吸氣、吐氣急促的反覆做 20 回,腹部隨著吸、吐有規律的鼓起、縮進 (沒有止息) 。

　　⑷意識集中在鼻尖或眉心,當最後一次快速呼吸完畢後,深深地吸一口氣,止息時間儘量拉長,把氣停留於體內,直到忍耐不住再由鼻子緩緩吐出,並休息兩分鐘。

　　本吸呼方法以 20 次為一周期,初學者不必太勉強,可自 10 次開始逐漸增加次數。

　　特別注意假如在練習當中感覺不適或目眩,必須立即停止;高血壓患者和心臟有毛病者不可練習。

　　風箱式呼吸控制法能治肺病、喘息,強化腸胃,開發身體的潛能,並提昇靈性。

■左右交替呼吸控制法

　　⑴盤坐或金剛坐,閉上雙眼。

(2)用右手拇指按住右鼻孔，中指、食指內曲。

(3)先用左鼻孔慢慢吸氣，繼而用右手無名指按住左鼻孔，閉氣 20 秒。

(4)放開右手拇指，用右鼻孔慢慢吐氣。

(5)再用右鼻孔緩緩吸氣之後，則右手拇指按住右鼻孔，左、右鼻孔皆閉氣 20 秒。

(6)放開無名指，從左邊吐氣，再按第(3)步驟要領從左邊鼻孔吸氣，以同樣方法做。

呼吸的比例為 1：4：2，也就是說吸氣 5 秒、止息 20 秒、吐氣 10 秒。在行呼吸法時心中反覆唸誦著聖音（唵……），而且當你吸氣時，要感覺整個宇宙的能量（元氣）深深吸入身體內；而吐氣時則將自己體內的濁氣隨吐氣完全呼出。以此達到強化內臟的效果，並充份吸收氧氣。

初學者應慢慢增加次數、時間，每天不斷的練習，能使意志、精神集中，容光煥發，心平氣和以達寧靜致遠。

從以上的呼吸控制法中，不難發現到止息所需的時間都比較長。所謂「止息」就是將氣息吸入滿漲肺部後不立即吐出，而暫時（保息）閉氣。

當用心專意於一件事時都會摒住氣息，摒息時可提高身體內在力、統一力與集中力，全身力量聚集於丹田，就容易保持身體的均衡。

聖音「AUM」—「唵」

世界各地均以聖音「AUM」（啊歐姆）做爲瑜伽代名詞。此種「AUM」爲宇宙根源的音符，也就是萬音之源、萬音之母，所以稱爲聖音。

做瑜伽一定要以此聖音有聲、無聲地唱出來，做爲精神統一的練習。

此三種音符，在心理上、生理上有下列的意義與效果：

「A」（啊）：爲開口音。可促使手、上半身的力量放鬆，有發散體溫、鹼化血液等效力。

「U」（歐）：用O型口發音。可促進彎身，防止體溫發散、血液酸性化等。

「M」（姆）：是閉口音。可把肩部放低於水平，自然使腹部有力，而使血液中性化。此「M」音可統一身心，喚起內在力。

因此，把上述三種聲音連續混合成一個聲音，反覆練習，不但可使自律神經平衡，也可對身心安定有顯著效果。

第 2 篇
瑜伽體位法及其功效

　　修練瑜伽體位法即是順應自然法則，以求恢復身體本身之自覺能力，並且領悟到必須從內而外徹底改造自己，才能達到「身心統一」--也就是所謂的「身心一如」。

　　本篇由淺而深、由易而難，逐一圖解介紹各種瑜伽體位基本完成式與變化式，共以將近二百幅動作分解圖片，詳細說明四十種基本瑜伽姿勢修練的要領，並列明功效，是提供予初學者最佳的指導守則。

1 金剛坐法

【功效】

- ‧消除風溼關節痛及坐骨神經痛。
- ‧用餐後坐金剛坐法，可幫助消化及消除飽脹感。

【動作分解】

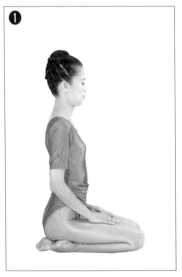

圖(1) 跪姿，臀部坐於腳後跟上，兩膝蓋間隔約一個拳頭寬，兩隻腳的大拇趾略微相觸。

背部挺直、胸部挺出、縮小腹並向前推出，頭擺正，肩部放鬆，兩手自然擺在膝蓋上。

　　剛開始練習時可能覺得腳會麻、會痛，但是只要每天持續的練習，先由坐兩分鐘開始，慢慢增長時間，腳之酸痛情況也就能改善了。

2 大拜式

【功效】

- ·調心、調息、精神集中，可幫助靜坐。
- ·強化腹肌，消除腹部脂肪。
- ·調節月經不順。

【動作分解】

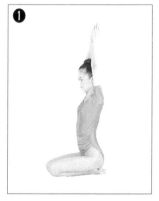

圖⑴ 跪下，臀部坐在腳跟上（金剛坐）。吸氣，雙手從兩旁舉起合掌，伸直並貼住兩耳。停息8秒。

圖⑵ 吐氣，身體慢慢向前彎曲，使胸部緊貼大腿，額頭觸地面（注意臀部不可離開腳跟）。停息5～8秒，然後放鬆，吸氣慢慢還原圖⑴。重複做3～6遍。

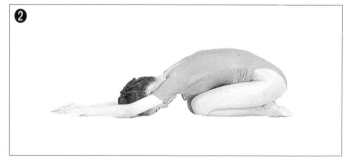

3 瑜伽身印

【功效】

- ・調心、調息、集中精神、統一身心，幫助靜坐。
- ・促進腺體正常分泌。

【動作分解】

圖(1)　雙盤蓮花坐姿，雙手置於背後，左手握住右手手腕，吸氣，挺胸。

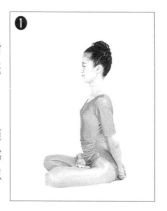

圖(2)　慢慢吐氣，身體向前彎，直到額頭接觸到地面。止息 8 秒，然後吸氣起身。。練習 8 次，亦可以金剛坐姿練習。

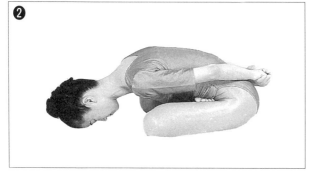

4 眼鏡蛇式

【動作分解】

■姿勢一

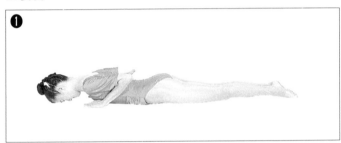

圖⑴　俯臥於地，全身放鬆調息；下顎縮緊，額頭觸地，雙手緊貼胸旁、手掌心貼地，雙腿併攏，腳背貼地。

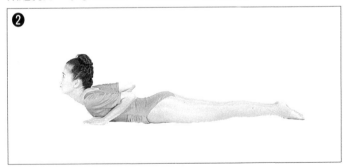

圖⑵　吸氣，將下顎抬高，像後腦將貼上背部似的往後仰。再稍吸氣把上身慢慢抬起來（感覺是把脊椎骨一節、一節向後彎曲）。用背肌的力量使喉部、上身儘量往後仰，手臂儘量放鬆。

【功效】

- ・強化腸胃、心臟、肺活量，消除背部贅肉；調整自律神經。
- ・治療駝背、便秘、腰背酸痛。

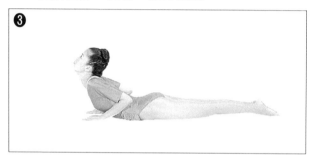

圖⑶　完成姿勢，肚臍、下腹貼地，眼睛睜大凝視一點，意識集中在肚臍或腰椎，自然呼吸10秒後慢慢還原放鬆姿勢。重複３～６遍。

■姿勢二

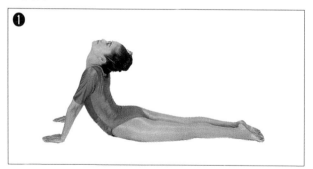

圖⑴　兩臂伸直，頭朝後仰，眼睛注視天花板，下腹貼地板，自然呼吸10秒，再慢慢還原放鬆，俯臥於地。
＊眼睛注視天花板時，眼球同時左、右旋轉，可改善視力，並強化眼睛。

5 轉肩姿勢

【功效】

・促進頭、頸、肩部之血液循環，消除頸肩、手臂、
　手腕之酸痛僵硬。

【動作分解】

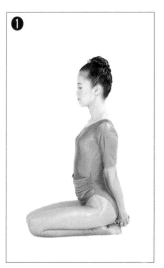

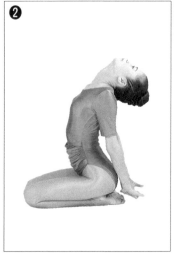

圖(1)　金剛坐，雙手反掌交
握於背後。

圖(2)　吸氣，背部挺直，手臂
儘量向下伸直（手掌心朝下）
，同時擴胸、下巴向上仰。

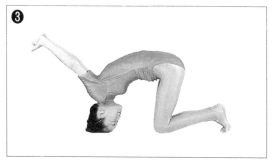

圖⑶　吐氣，胸背伸直慢慢向前彎，雙手逐漸舉高。陸續使額頭、頭頂著地，同時臀部漸漸離開腳，與小腿成垂直的高度。

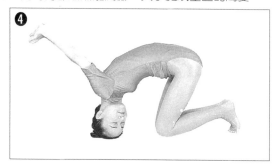

圖⑷　自然呼吸，頭頂在地板上，前後轉動、再左右轉動，達到按摩頭部的功效。（此時腳尖可踮起）

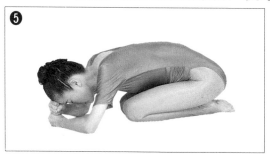

圖⑸　吸氣，以腹部力量還原，臀部坐於腳跟上。雙手放鬆，疊於額頭下休息20秒後再回到金剛坐姿。

6 犁鋤式（鋤頭式）

【功效】

- ·強化腹肌，使下垂的內臟回復正常。
- ·柔軟脊椎，促進全身血液循環，增進活力。
- ·解除腰痛、便秘、頸肩僵硬。
- ·促進甲狀腺荷爾蒙分泌功能，可返老還童。

【動作分解】

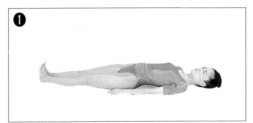

圖(1) 仰臥，下顎內縮，雙手伸直，置於身體兩側，掌心貼地。兩腳併攏，阿奇里斯腱伸直。

圖(2) 吐氣，把雙腳抬高45°角後暫停在空中，意識集中在腹部，支持到腹肌會顫抖為止。

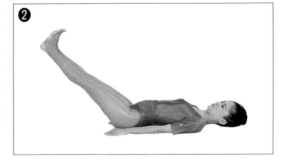

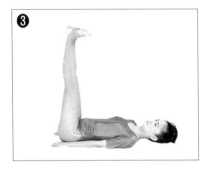

圖⑶　再次呼吸，吐氣後把雙腳抬高與地面成直角，調整呼吸。

圖⑷　深呼吸再用力吐氣，同時兩手掌用力撐地，引起反射作用，慢慢將腰部彈起，腳與地面平行。

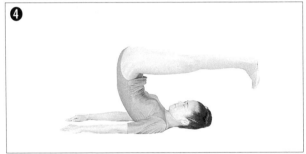

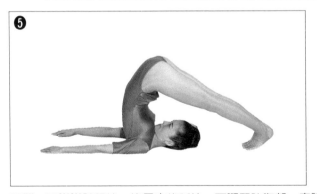

圖⑸　兩腳腳趾觸地，儘量向後延伸，下顎緊貼胸部，意識集中在腳跟。保持此姿勢自然呼吸30秒。還原時頸後仰，頭部、後頸、兩肩都不離開地面。依序排按⑷、⑶、⑵、⑴圖還原。

＊心臟病、高血壓者不宜練習此式。

6.1 鋤頭變化式(I)

【動作分解】

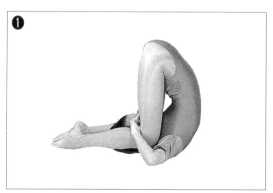

圖⑴　先做鋤頭式基本式，雙膝彎曲，兩手放在彎膝後面，雙手稍出力，像要把雙膝挾住頭部似地，使膝部儘量貼近地板，後頸緊貼地面。做深長的呼吸。

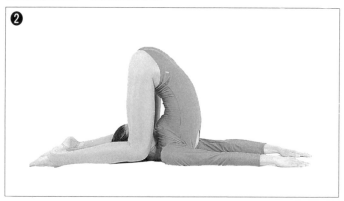

圖⑵　雙手放回原位，自然呼吸。

6.2 鋤頭變化式(II)

【動作分解】

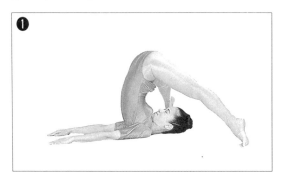

圖(1) 先做鋤頭式基本式，兩腿儘量慢慢張開，腳趾著地，阿奇里斯腱伸直，膝蓋打直。

圖(2) 兩手過肩抓住兩腳大拇趾，腹式呼吸30秒，意識放在腳尖。還原時先回到圖(1)，再仰臥大休息。

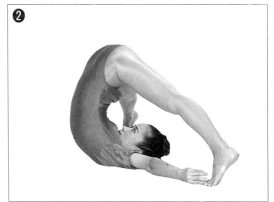

【功效】

- 促進腦下垂體、甲狀腺的平衡分泌，消除耳鳴或重聽。
- 柔軟脊椎，強化各內臟機能。

7 肩立式

【動作分解】

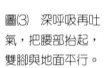

圖(1) 仰臥，阿奇里斯腱伸直，下顎內縮。掌心向下放在身體兩側。

圖(2) 吐氣，抬高雙腳與使地面成垂直。

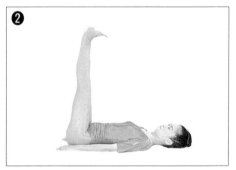

圖(3) 深呼吸再吐氣，把腰部抬起，雙腳與地面平行。

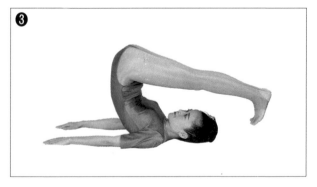

【功效】

- 刺激甲狀腺、促進荷爾蒙分泌，保持青春永駐、活力充沛。
- 調和神經系統，對頭痛、不眠症、神經症具療效。
- 治喉嚨痛、便秘、內臟下垂、消除靜脈瘤。
- 預防腦血管老化、中風、腦血栓，使頭部、頸部、肩部血行良好。

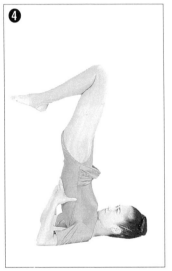

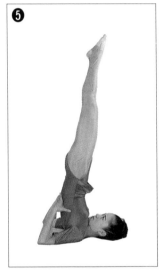

圖(4)　用雙手支撐腰部，彎曲膝蓋；自然呼吸，意識放在頸部，下顎緊貼胸部。

圖(5)　肩部用力撐住身體，同時雙肘用力把腰向前推，下顎緊貼胸部，伸直雙腳，使胸部、腰、腳成一直線與地面垂直。自然呼吸30秒，再按圖(4)、(3)、(2)、(1)順序還原。

7.1 肩立變化式(I)　## 7.2 肩立變化式(II)

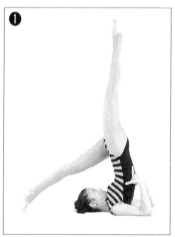

圖(1)　肩立式，左、右兩腿交換起落。

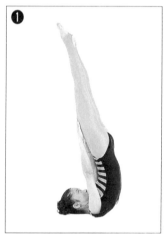

圖(1)　肩立式，靠腹肌力量，把雙手貼放在大腿上。

7.3 肩立變化式(III)

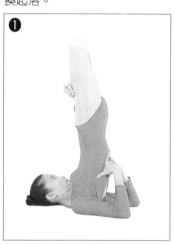

圖(1)　肩立式，雙足盤腿成蓮花姿式（又稱蓮花肩立式）。

【功效】

・青春永駐，強化頸椎，使頭部、肩部血行良好。

8 魚式

8.1 半魚式

【功效】

・擴展胸腔，促進深呼吸，加強肺葉尖端氣體之交換，並增強肺部功能。

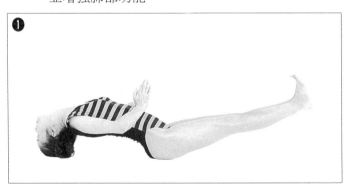

圖(1)　仰臥，手掌心貼地，吸氣同時兩肘用力撐高胸部，頭部順勢儘可能後仰，頭頂著地。下巴向上仰起，雙手合掌於胸前，自然呼吸10～20秒。還原時藉兩肘力量緩慢把背部、全身儘量放鬆於地面上休息。

＊腰腹部無力者（或初學者）先不用舉腳；雙腳舉起35°高可強化腹部內臟。

8.2 金剛坐魚式

【動作分解】

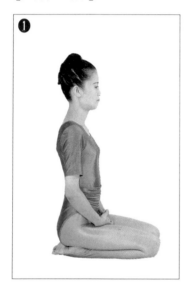

圖(1) 金剛跪坐。

圖(2) 一面吸氣，一面將身體後仰，先用右手肘著地支撐身體。

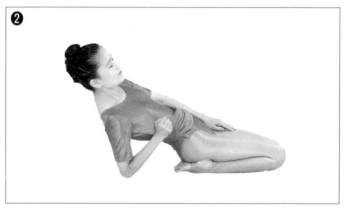

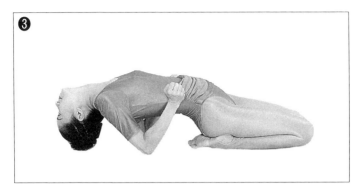

圖⑶　左手肘也隨著著地，支撐身體。胸部儘量撐高後仰，頭部儘量後仰著地。

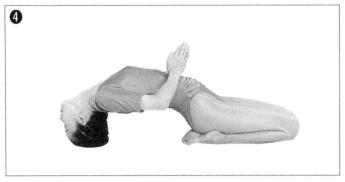

圖⑷　雙手合掌，保持此姿勢自然呼吸（或深呼吸）10次。還原時，膝蓋先分開，把腰背、全身平貼於地板上做3次深呼吸後，再把雙腳伸直做大休息式。

【功效】

・刺激脊椎神經，治療腳部風溼，治療便秘，改變酸性體質。

8.3 蓮花坐魚式

【動作分解】

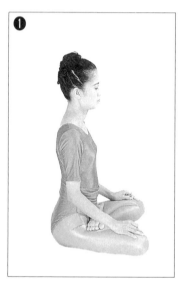

圖(1) 蓮花坐姿雙足盤腿，背脊挺直，雙手置於膝上，調息。

圖(2) 吐氣，以右肘支撐，身體向後仰。

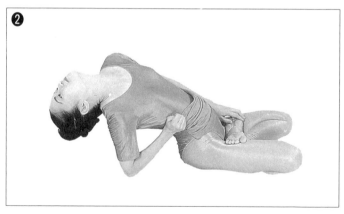

【功效】

- 消除頸部、肩部之酸痛、僵硬。
- 矯正背椎，強化呼吸器官。
- 刺激腦下垂體、可得返老還童之效果。
- 調整婦女骨盤腔內之生理器官，促進性荷爾蒙的分泌。

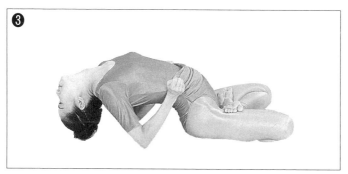

圖⑶　左肘也隨著著地，胸部儘量撐高，頭部著地，並使背骨彎到極限。

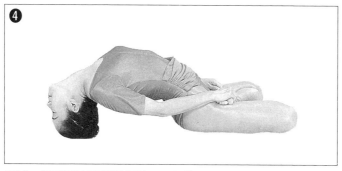

圖⑷　雙手抓住兩個腳拇趾，兩肘儘量貼地。保持此姿勢，自然呼吸10～20秒，再鬆開雙手讓上身平貼於地面，後再鬆開雙足大休息。

9 扭轉（後顧式）

【功效】

・扭轉脊椎，刺激肝、脾、腎、腸。

・治頭痛、肩背酸痛。

【動作分解】

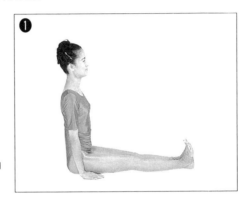

圖(1) 兩腿向前伸
直坐在地板上。

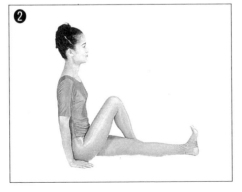

圖(2) 先彎曲右膝
，將右腳放在左膝
外側。

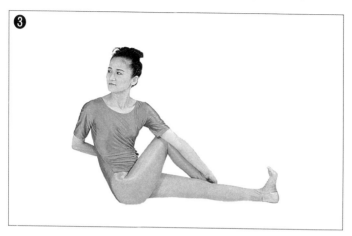

圖⑶ 左臂（腋窩）緊靠右膝，左手抓住右腳。右手放在背後。深呼吸，然後慢慢吐氣，上身向右扭轉，左肘推壓右膝部以助上身扭轉，同時右肩儘量往後拉，頭頸也儘量向後扭轉。眼睛注視後方，兩肩與地面平行，意識隨著扭轉從尾骨逐漸向上移動到頭頸。扭身到達極限後，維持呼吸數秒後一瞬間放鬆回復圖⑴姿勢。再以相同方法換邊做，左、右交換做3遍。

9.1 扭轉變化式(I)

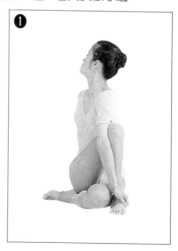

圖⑴ 以同樣要領彎曲左腳，左腳腳跟緊靠會陰，而右膝彎曲立於左膝外側；右手背貼於左腰上，扭轉方法與基本式相同。

10 仰臥起坐

【功效】

‧刺激腹部的臟器，使胃腸、肝、腎、排泄器官等機能活潑。

‧強化腰、腹、背之肌肉，預防腰痛、神經痛、關節炎，治便秘、糖尿病，並消除腹部脂肪。

【動作分解】

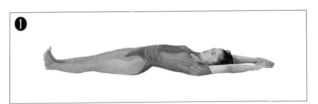

圖⑴　仰臥，兩手臂往後伸直，大拇指扣緊。

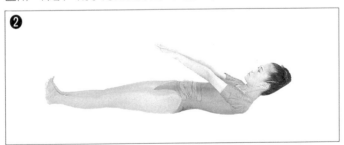

圖⑵　吸氣，意識集中在丹田。吐氣，兩手臂緩緩向大腿方向舉起，頭與肩慢慢離開地面，下顎叩住胸部，意識放在手指。

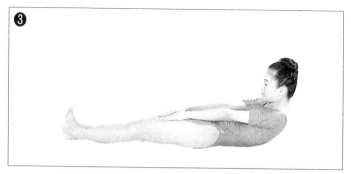

圖⑶　兩手碰到大腿後，背部開始緩慢離開地面，而雙手亦緩緩向小腿方向伸出。此時意識放在後腦及腹部。

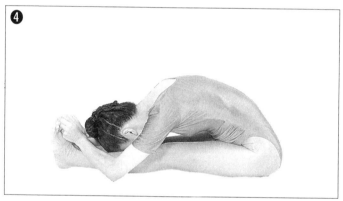

圖⑷　兩手繼續向腳伸出，同時身體從髖關節處折疊似的向前彎，雙手分別勾住兩腳大拇趾。背部儘量伸直，胸部貼住大腿，額頭緊靠膝部，兩肘著地。肘部用力壓時吐氣，放鬆肘部時吸氣，安靜地做深呼吸。還原時，緩緩吸氣，徐徐將身體仰起，依照圖⑶、⑵、⑴之順序回復仰臥姿勢。反覆做 5～10遍。

11 劈腿前彎式

【動作分解】

■姿勢一

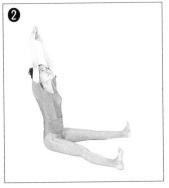

圖⑴　平地而坐，雙腿分開約45°，背脊挺直，雙手平放於左右膝上。

圖⑵　吸氣，大拇指互勾，雙手伸直向上舉起。眼睛注視手尖，腰伸直，雙手夾住兩耳。

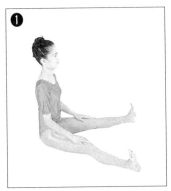

圖⑶　吐氣，同時把腰轉向右邊，腿慢慢前彎。小腹緊貼右腿上，額頭緊貼右膝上，雙手握住右腳底，維持這種姿勢自然呼吸8～16秒。接著再緩緩吸氣起身回復到圖⑴，做3次深呼吸後，再以同樣方法換邊做。左、右重複練習3～6遍。

【功效】

・強化腰椎、骨盤、股關節，治療坐骨神經痛。
・美化臀部，使腰纖細。

■姿勢二

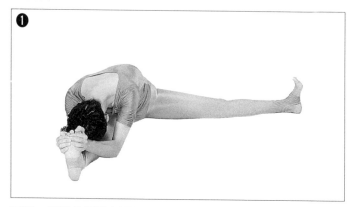

圖(1)　雙腿分開90°以同樣方式做。

■姿勢三

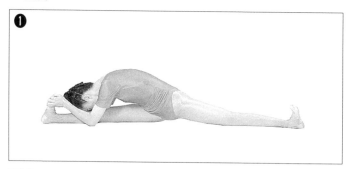

圖(1)　雙腿分開180°以同樣方式做。

11.1 劈腿前彎變化式(I)

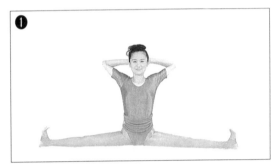

圖(1) 雙腿儘量分開，背脊挺直，雙手交叉放於頸後，調息。

圖(2) 吐氣，同時上身向前彎曲。

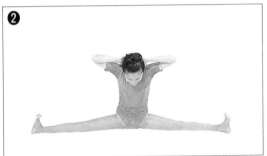

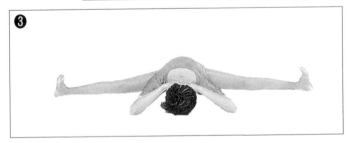

圖(3) 背肌儘量伸直，向前彎曲，額頭著地，兩手肘也同時著地。自然呼吸8～16秒，然後一面緩緩吸氣，徐徐起身回復到圖(1)。重複做3～5遍。

11.2 劈腿前彎變化式(II)

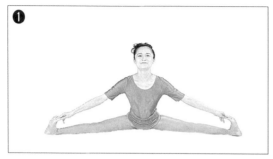

圖(1) 雙腿儘量張開，腳跟腱伸直，雙手左右抓住腳尖。

圖(2) 一邊慢慢吐氣向前彎（腰背伸直）。

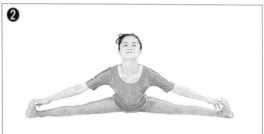

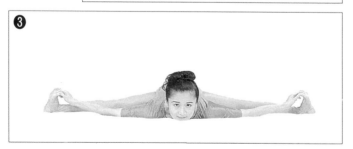

圖(3) 腹部、胸部、下顎逐漸貼於地板，自然呼吸10～20秒。

【功效】

・刺激骨盤腔內器官、促進血液循環，治療性冷感症。

12 輪式

【動作分解】

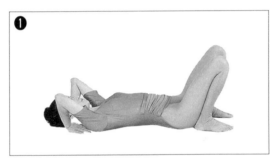

圖⑴　仰臥，雙膝彎曲與肩同寬，足跟儘量靠近臀部。雙手過肩，指尖朝向肩膀置於地面，掌心朝下。

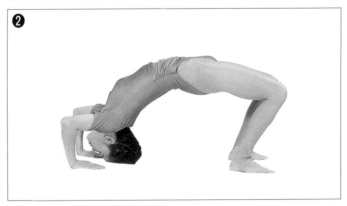

圖⑵　吸氣後一面吐氣，一面以兩手、兩足及頭頂支撐身體，慢慢依腹部、胸部、肩部順序，把身體抬高。

【功效】

· 強化心肺及胃腸機能，治便秘，強化自律神經。

· 消除腹部贅肉、健美胸部，美化背部、臀部線條，
  強化腰腹力。

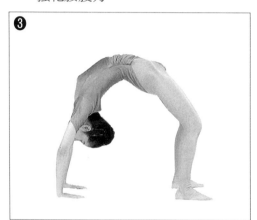

圖⑶　調整呼吸，調整雙手儘量靠近身體。吐氣將肘部用力撐直，把腰部再抬高，同時頭亦離開地板。

圖⑷　吸氣，再把手與腳的距離拉近，用力吐氣再把腰部推高，腳跟提起，用力推出下巴，頭向後仰姿勢，臉部朝向地面看。意識在腹部自然呼吸20～30秒，然後慢慢回復圖⑴，再做大休息式。

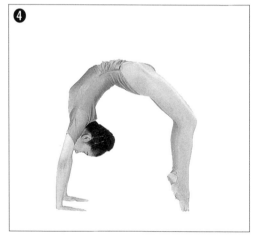

13 弓式

【功效】

- ・治療月經不順、不孕、性無能、風溼症。
- ・強化肝臟、腸胃，治駝背、消除背部贅肉，使臀部曲線更美。
- ・有健胸、美容功效，並使人產生積極愉快的心情。

【動作分解】

■姿勢一：半弓式

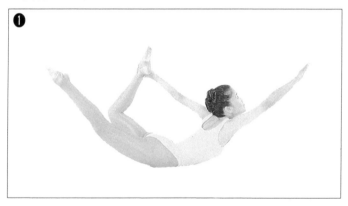

❶

圖(1)　俯臥，額頭著地，左膝彎曲，左手抓住左腳踝，吸氣。然後吐氣，將左腳盡可能抬高，意識放在骨盤處，維持10秒後還原放鬆。再以同樣的方式換右膝彎曲，右手抓住右腳踝。左、右腳交換做３遍。

■姿勢二：雙弓式

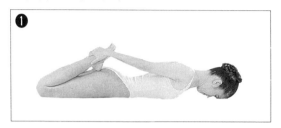

圖(1) 俯臥，額頭著地，雙膝彎曲，兩手從外側抓住腳踝。

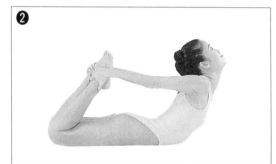

圖(2) 吸氣
，仰頭，胸
部離地。

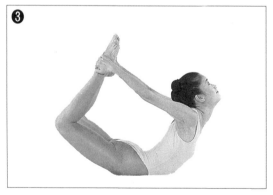

圖(3) 吐氣，手和腳同時往上舉高，成弓形姿勢。意識放在腹
部、腰部，自然呼吸20～30秒。還原時按圖(2)、(1)回復俯臥，
放鬆休息。連續做３遍。

13.1 弓式變化式(I)—木馬姿勢

【功效】

・按摩腹部、強化內臟、預防婦科疾病。

【動作分解】

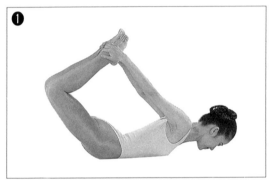

圖(1)　先做弓式，意識及力量放在腹部、腰部。吐氣，胸部落下地板，雙腳儘量抬高。

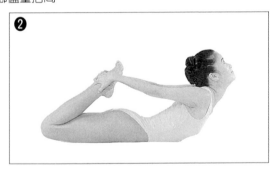

圖(2)　吸氣，胸部儘量抬高，雙腳放鬆。以此要領，上半身與腿部交換做。

13.2 弓式變化式(II)—搖籃姿勢

【功效】

・強化四肢。

【動作分解】

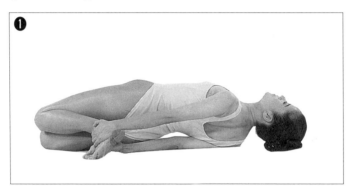

圖⑴　先做弓式，然後深吸氣，力氣集中在腹部，邊吐氣邊把身體側翻到右邊，使腳尖著地。停留數秒後再吸氣回到弓式。

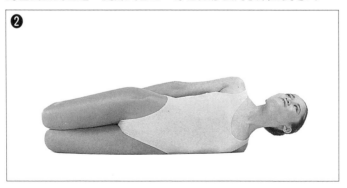

圖⑵　以同樣方法側翻到左邊，右、右邊交換做。

14 單腳站立（平衡姿勢）

【功效】

- 強化後跟腱、腳踝，增強平衡感及集中力。
- 增強腹力、骨盤力及內臟和眼、耳、鼻功能。

【動作分解】

■姿勢一：鳥姿

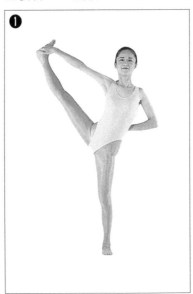

圖(1) 一面吸氣，一面抬高右腳；右手握住右腳，盡可能抬高大腿。停息數秒，然後吐氣還原，再換邊做。

■姿勢二：舞姿

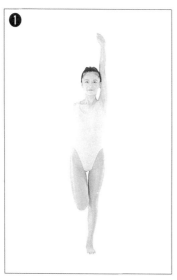

圖⑴　站立，右膝向上彎曲，右手握住右腳，左手朝上伸直。

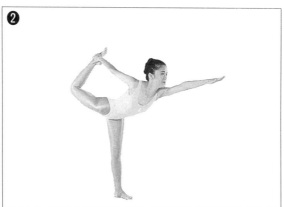

圖⑵　吸氣，上半身稍後仰接著緩緩吐氣，身體向前俯，直到左手與站立之左腳成垂直狀態。意識放在站立之腳的拇趾與腳心，眼睛注視前方一點，自然呼吸20～30秒。還原再換腳以同樣方式做。

■姿勢三：鶴姿

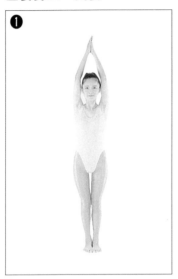

圖(1)　站立姿勢，背脊打直，兩手伸直在頭上合掌，做深呼吸。

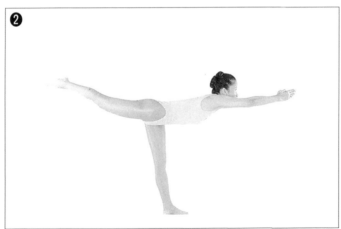

圖(2)　閉氣，身體緩緩向前俯，重心放在左腳，把右腳往後伸直，雙手與右腳成一直線。以左腳為軸心成丁字型平衡式，持續10秒，再慢慢吐氣依序回復站立姿勢。換腳以同樣方式做。

15 船姿勢

【功效】

- 強化腰部，增強體力。
- 提高肝臟、胃腸之功能，消除腹部、腿部的贅肉。

【動作分解】

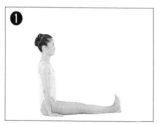

圖(1) 兩腳伸直，坐在地板上，手掌平放在臀部兩側地板上，背部挺直。

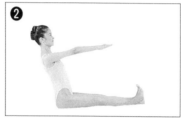

圖(2) 吸氣，兩手舉起與肩平，手心向下，上半身微向後仰。

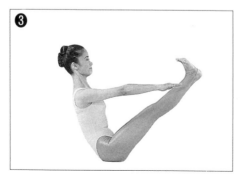

圖(3) 吐氣，兩腳離地上舉大約60°止息10～20秒，再放鬆回復到原來坐姿。連續做3～5遍。

15.1 船姿勢變化式(I)

【動作分解】

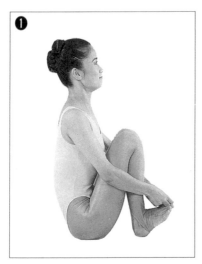

圖(1) 坐在地板上，曲膝，兩手抓住兩腳腳趾，吸氣。

圖(2) 吐氣，兩腳舉高，眼睛凝視前方，胸背挺直，自然呼吸。

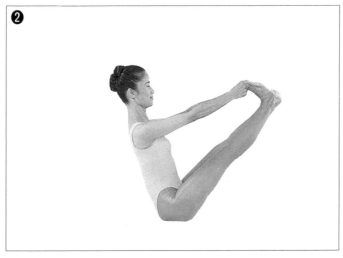

15.2 船姿勢變化式(II)

【動作分解】

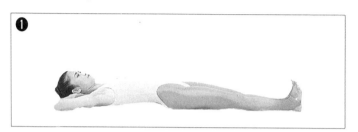

圖⑴ 雙手在頸後交握，仰臥於地板上。

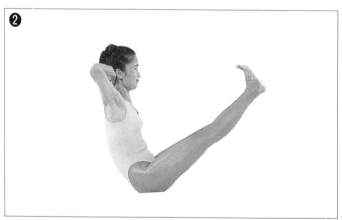

圖⑵ 吐氣，上身與雙腳同時抬高，使其與地面成60°；雙肘儘量向後張開。

【功效】

・訓練平衡力，美化腿部線條。

16 三角姿勢

【動作分解】

■姿勢一

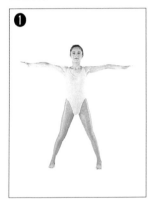

圖(1)　雙腳張開約肩兩倍寬，兩手平肩舉起，手心朝下。

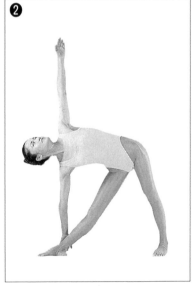

圖(2)　右腳尖轉向右方，吸氣後緩緩吐氣，身體向右側彎，直到右手觸到右腳尖，左手高舉與右手成一直線。臉朝上注視左手尖，自然呼吸20秒，然後吸氣還原。左、右腳交換做。

■姿勢二：轉三角姿勢

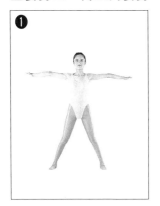

圖(1) 雙腳張開約肩兩倍寬，兩手平肩舉起，手心朝下。

圖(2) 右腳尖轉向右方，吸氣後緩緩吐氣，身體向右扭轉，左手朝右腳方向側彎，右手隨著身體之扭轉向上舉，左手掌心平貼在右腳外側地面。保持此姿勢自然呼吸20秒，然後吸氣還原。左、右腳交換做。

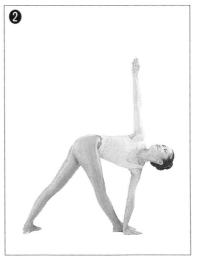

【功效】

- 消除腹部贅肉並能使腰纖細。
- 消除腹側肌、胸肌之硬化萎縮，促進內臟功能及血液循環，預防便秘。

17 搖船式

【功效】

‧按摩背椎、強化自律神經，增強積極心與活力。

【動作分解】

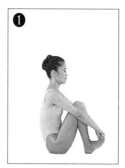

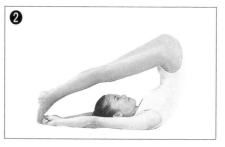

圖⑴　曲膝，雙手分別抓住兩腳大拇趾；吸氣。

圖⑵　吐氣後背部滾向地板如同鋤頭式。

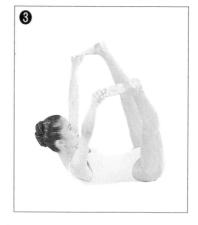

圖⑶　雙手抓住腳趾，兩腳向外張開，腿向下壓而滾背順勢起身。

17.1 搖船式變化式

【功效】

· 強化腹部及內臟，促進血液循環。

【動作分解】

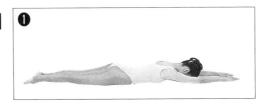

圖(1)　俯臥，雙手向上伸直，掌心貼地。

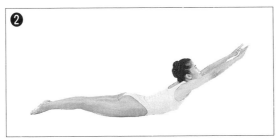

圖(2)　深吸氣，挺起上身，意識集中在丹田；閉氣。

圖(3)　吐氣，上身落下，同時抬高雙腳。如同蹺蹺板似地，上身

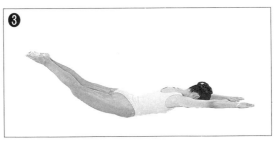

與下半身交互落下、抬起。抬高的幅度由小逐漸加大，然後再漸漸變小而停止。

18 蝗蟲式

【動作分解】

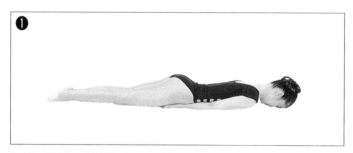

圖(1)　俯臥，額頭著地，雙手握拳，拳心朝下貼於大腿下。

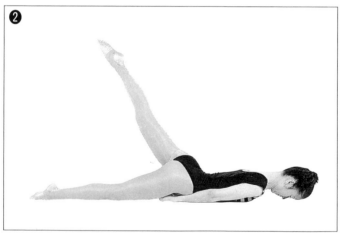

圖(2)　吸氣同時儘可能抬高左腳，再止息（閉氣）10～16秒。
然後一面吐氣，一面將左腳放下，回復到圖(1)。

【功效】

- ·強化心、肺，矯正內臟下垂。
- ·使頭腦及脊髓血液循環順暢。
- ·刺激腎臟、膀胱，因此對腎臟病及頻尿有療效。

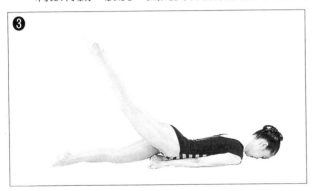

圖⑶　以同樣方式換右腳抬高。左、右腳交換做３次。
然後休息30秒。

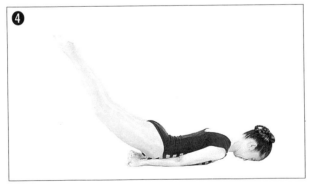

圖⑷　將兩腳併攏，深吸氣後，閉氣，靠額頭、胸部、
拳三點的力量急速抬高雙腳，意識集中在臀部及骨盤，
直到耐不住時再吐氣慢慢還原。做２次後做大休息式。

19 丹田強化法

【功效】

‧緊縮腹肌、強化內臟,增加手臂力,促進肩、頸之血液循環。

【動作分解】

■姿勢一

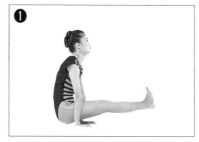

■姿勢二

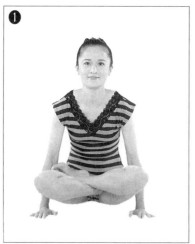

圖(1) 坐於地板上,雙手將身體撐起。維持此姿勢10〜20秒,然後將身體放下。

圖(1) 雙盤蓮花坐姿,雙手放在身體兩側,吸氣,以丹田力兩手撐起身體,直到耐不住時再慢慢放下身體。

■姿勢三

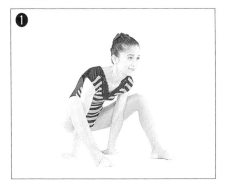

圖⑴　蹲姿，手從膝蓋內側向後伸出，手臂緊貼大腿，手掌貼地。

圖⑵　肛門緊縮，丹田用力，以雙手撐住身體並抬高雙腳。

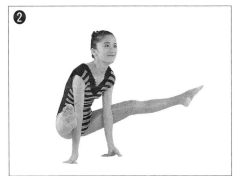

■姿勢四：蛙式

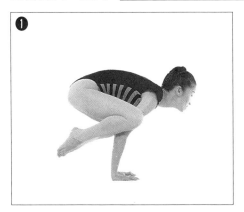

圖⑴　蹲姿，曲肘，膝蓋緊靠雙肘，身體稍向前傾。吸氣，然後閉氣，以腹部的力量用雙手支撐身體，並抬高雙腳。自然呼吸10～20秒，然後緩緩放下雙腳。

20 貓式

【動作分解】

■姿勢一

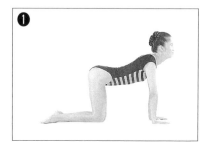

圖⑴ 跪姿，四肢著地。

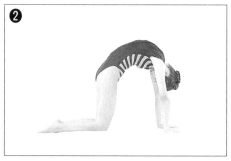

圖⑵ 吐氣，腹部儘量向內縮，背部拱起，下巴叩住胸部。停息 8 秒直到忍耐不住後，放鬆吸氣回復到圖⑴。

圖⑶ 吸氣，擴胸，頭部儘量向上仰起。停息 8 秒後放鬆。圖⑵、⑶交換做 3 遍。

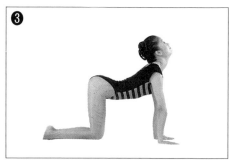

【功效】

・矯正背椎，治腰酸背痛。

■姿勢二

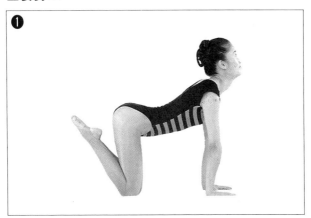

圖⑴　跪姿，雙腳提起，調整呼吸。

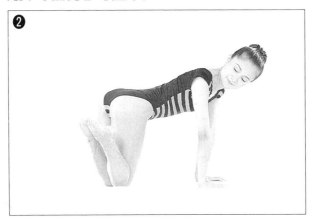

圖⑵　吐氣，向右扭腰擺頭，視線跟著腳尖移動。然後吸氣，向左扭腰擺頭。左、右邊吸氣、吐氣交換做10～20遍。

■姿勢三

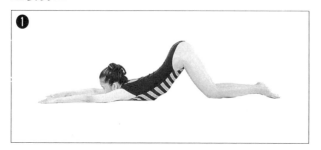

圖(1)　跪姿，以爬行的姿勢，把雙手完全伸直，自然呼吸。

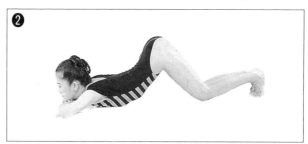

圖(2)　交疊雙手，手心向下，下顎貼在手背上，雙肘向
外張開，胸部著地，腳尖踮起。

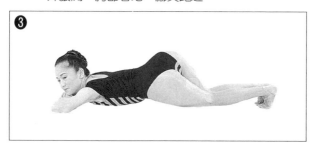

圖(3)　吸氣後意識集中在丹田，邊吐氣邊把腰緩慢倒向左側，
而意識則轉移至右側肌。倒至左臀快觸地時，耐住氣，直到吐
盡氣時再放鬆，吸氣還原至圖(2)。以同樣方式吐氣把腰倒向右
側，左右交換做５遍後俯臥大休息。

21 穗姿

【功效】

- 治肩痛、風溼關節痛。
- 矯正背骨、骨盤，消除腰部贅肉。

【動作分解】

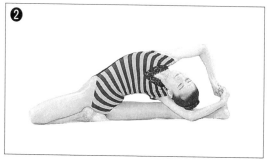

圖⑴　雙腳打開，坐在地板上，右膝彎曲，腳跟緊貼大腿鼠蹊部。吸氣，雙手左、右平舉。

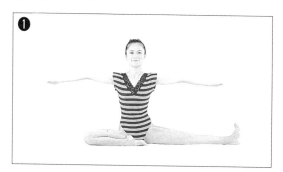

圖⑵　一面吐氣，身體一面向左側彎；左手握住右腳拇趾，右手亦慢慢抓向左腳趾。胸部向上扭轉，保持此姿勢20～30秒，自然呼吸。然後再慢慢吸氣回復原姿勢。左、右腳交換做２～３遍。

22 高跟鞋姿

【動作分解】

圖(1)　金剛坐，調整呼吸。

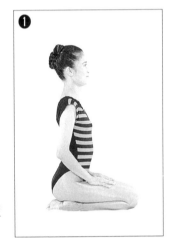

圖(2)　吐氣，雙手置於身後地板上，掌心朝內、貼地。

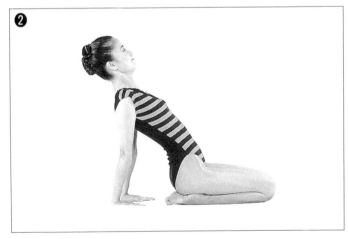

【功效】

- ·強化心、肺、呼吸器官，治駝背。
- ·強化甲狀腺、扁桃腺的機能。

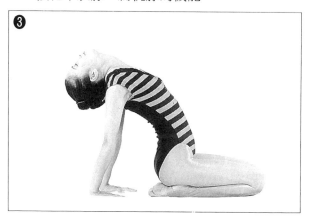

圖⑶　吸氣頭向後仰，胸部向前儘量挺出，成後彎姿勢
自然呼吸20～30秒。

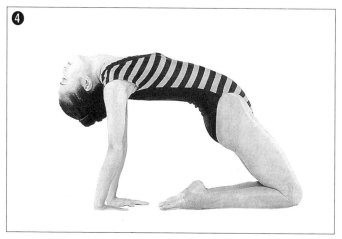

圖⑷　吐氣，再把腹部抬高，臀部離開腳跟。

23 駱駝式

【功效】

- ·擴張胸部、強化肺部，治駝背。
- ·強化腰腹力，保健肝、腎。

【動作分解】

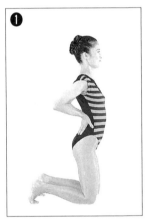

圖⑴ 跪立，腳尖踮起，雙手插在腰後，掌心朝下。

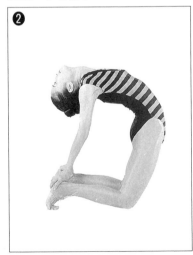

圖⑵ 吸氣，身體後仰，腹部向前推出。吐氣，雙手垂下握住腳踝，頭向後仰，胸部挺出，意識放在胸部。保持此姿勢自然呼吸10～20秒，然後回復圖⑴姿勢。做2～3遍。

24 雲雀姿勢

【功效】

· 刺激腰椎，增強子宮及卵巢機能。

· 預防婦科疾病及四肢冰冷。

【動作分解】

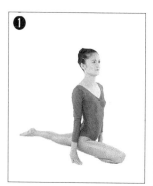

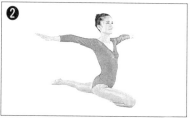

圖(1) 右腳跟貼於會陰下，左腳向後伸出。

圖(2) 吸氣，雙手左右向後伸展。

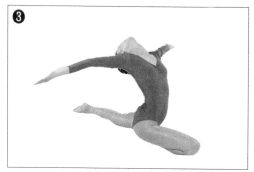

圖(3) 擴胸後彎，頭向後仰，止息8秒，意識集中下腹部。然後慢慢回復原姿勢。左、右腳交換做3遍。

25 圓屋頂姿勢

【動作分解】

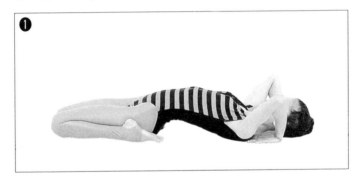

❶

圖(1)　金剛跪躺在地板上，曲肘掌心置於肩旁。

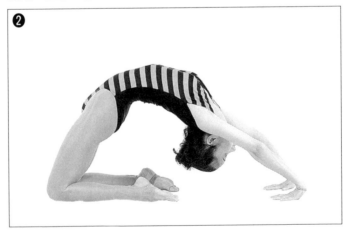

❷

圖(2)　深呼吸，吐氣後把胸腹挺起。

【功效】

- ・消除腰、腹部贅肉。
- ・強化呼吸器官、松果腺、腦下垂體。

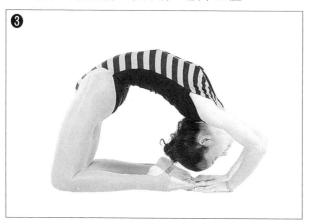

圖⑶　自然呼吸，雙手慢慢移向腳部。頭儘量後仰靠近腳部。

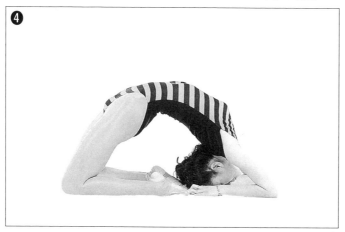

圖⑷　雙手觸到腳，手肘貼地，意識集中在腰部。保持此姿勢
自然呼吸10～20秒，然後按圖⑶、⑵、⑴慢慢回復。

26 金字塔姿勢

【功效】

- 治神經衰弱，伸展內腿筋。
- 加強新陳代謝，促進腦部血液循環。

＊注意：高血壓、心臟病患者不可輕易試作此姿勢。

【動作分解】

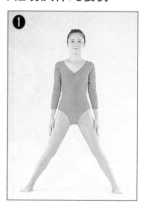

圖(1)　站立，雙腳打開約肩兩倍寬。

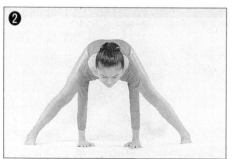

圖(2)　吐氣，兩手慢慢伸向地面，與肩同寬，和兩腳成一直線。

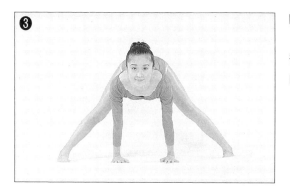

圖⑶ 吸氣，擴胸，背脊伸直，頭向上仰。

圖⑷ 吐氣，手肘彎曲，頭頂著地置於兩手中間；自然呼吸。

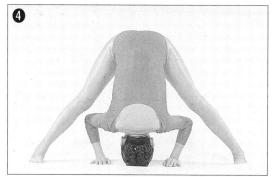

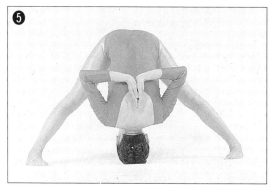

圖⑸ 雙手於背後合掌，自然呼吸20～30秒，然後吸氣，按圖⑷、⑶、⑵、⑴順序還原。

27 抬腳姿勢

【動作分解】

■姿勢一

圖(1) 仰臥，兩腳併攏，雙手握拳曲肘置於肩旁，成上ㄥ字型。

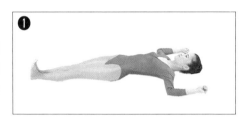

圖(2) 吐氣，兩腳舉起與地面成30°，雙腳上、下擺動20～30次或保持靜止，自然呼吸。

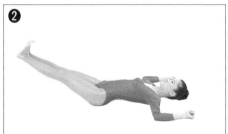

圖(3) 雙腳舉起與地面成45°角，保持此姿勢自然呼吸20秒或雙腳上、下擺動。

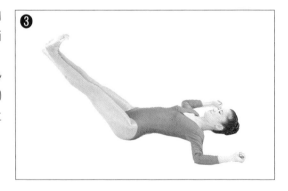

【功效】

・強化腹肌、調整內臟，促進肩部之血液循環。

・刺激腰椎，調節生理異常。

■姿勢二

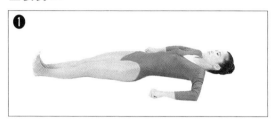

圖⑴　雙手握拳置於身旁成下L字型。

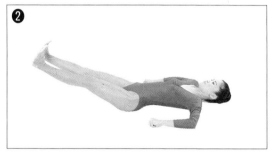

圖⑵　吐氣，雙腳舉起由內向外，慢慢張開。

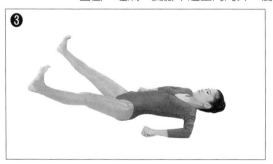

圖⑶　同時雙腳上、下擺動，來回3～4遍。

28 鱷魚姿勢

【動作分解】

■姿勢一

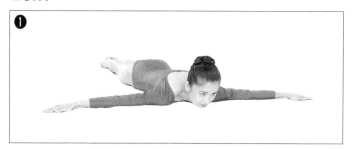

圖(1) 俯臥，雙手平肩左右伸直，手掌貼地，雙腳併攏。

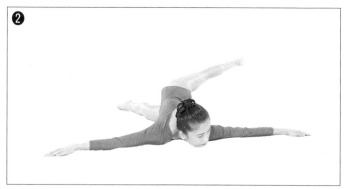

圖(2) 吸氣後把右腳抬高，意識集中在腹部，一面用力吐氣，一面把右腳向左邊倒，直到氣吐盡時。並保持此姿勢10秒再放鬆還原。

【功效】

・修正背肌、胸肌、腹肌之偏差及萎縮。

■姿勢二

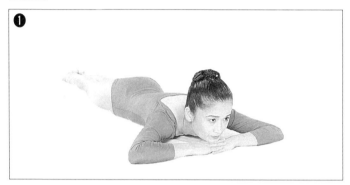

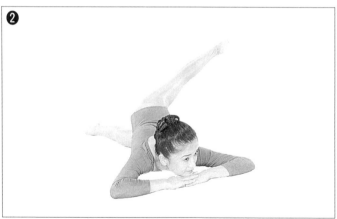

圖(1)・(2)　按姿勢一的要領，曲肘，雙手交疊置於下顎。

■姿勢三

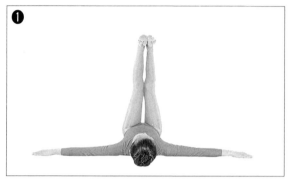

圖(1) 仰臥，雙手平肩左右伸直，吸氣，把雙腳舉起
90°角，意識放在腹部。

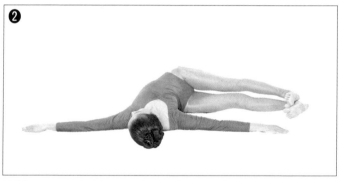

圖(2) 一面用力吐氣，同時雙腳向右倒，直到雙腳快要接觸到
地面，並保持此姿勢數秒。然後吸氣回到原來姿勢，以相同要
領將腳向左倒，左右邊交換做。

＊注意：肩必須緊壓地板，不可離地。

【功效】

・強化腹肌、背肌、腰椎。

・強化內臟，矯正骨盤。

29 兎子式

【功效】

‧促進頭部血液循環，治便秘、痔瘡。

【動作分解】

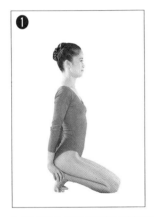

圖(1)　金剛跪坐，胸背挺直，調整呼吸。

圖(2)　吐氣，身體微向前彎，兩手抓住兩腳踝。

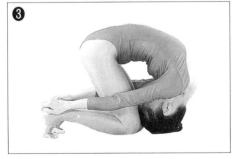

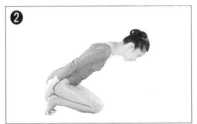

圖(3)　上身再慢慢向前彎，頭頂著地，臀部離開腳跟朝上舉起。額頭儘量靠近膝蓋，意識放在頭頂，自然呼吸20～30秒再慢慢吸氣還原。做３遍。

30 橋式

【動作分解】

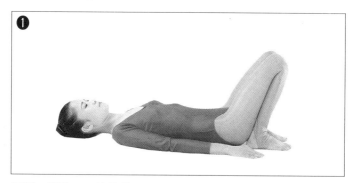

圖(1)　仰臥，兩膝彎曲，雙腳併攏，兩手靠近身體伸直。手心、腳心著地做深呼吸。

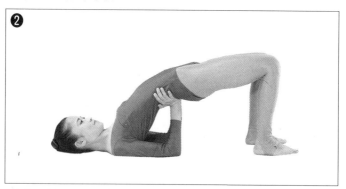

圖(2)　吐氣，同時靠腰、腿之力把腹部儘量抬高；兩手托住腰部，做幾次深呼吸。

【功效】

- 柔軟脊椎、強化腰腹力、膝蓋力。
- 消除肩痛、促進肩部血液循環。

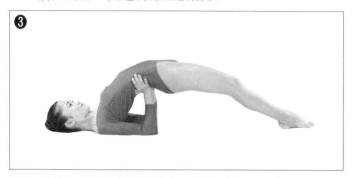

圖⑶ 吐氣，再將兩腳慢慢伸直，腳板貼於地面，保持此姿勢自然呼吸10～20秒。

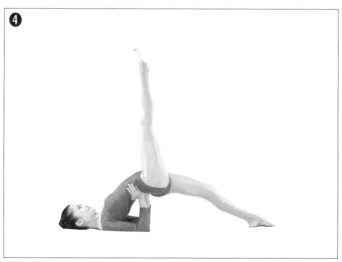

圖⑷ 把重心移向左腳後，右腳抬高與地面垂直，5次呼吸後換左腳抬高，也保持5次呼吸。最後依序還原，做大休息。

31 獅子式

【功效】

- ・刺激頸椎、喉嚨，促進唾液腺荷爾蒙的分泌。增強全身血液循環。
- ・強化視神經、膝蓋和肩關節，治療呼吸器官疾病。

【動作分解】

■姿勢一

圖⑴　跪姿，腳尖踮起，臀部落於腳跟上，膝蓋分開與肩同寬。

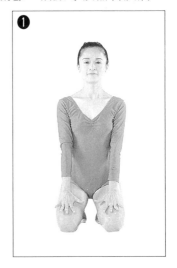

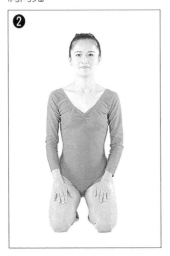

圖⑵　吸氣後，胸部挺起，暫時閉氣把下顎、腹部、肛門收緊，雙手放在膝上，用力張開十指。

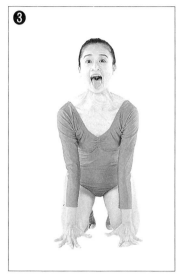

圖(3)　大喝一聲並吐氣，身體微向前傾，口張大，舌頭儘量向外伸出。眼睛睜大凝視前方，意識放在眉心；保持此姿勢，停息10秒。再閉上嘴用鼻吸氣，同時還原跪姿調整呼吸。

■姿勢二

圖(1)　先雙盤腿坐於地板上，抬起臀部以膝蓋跪立，雙手離膝約一尺寬，手臂與肩垂直立於地板上。按姿勢一同樣要領做。

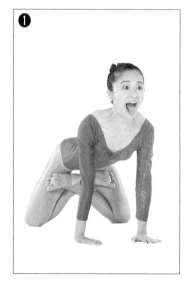

32 烏龜式

【動作分解】

■姿勢一

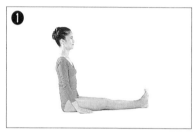

圖(1)　坐在地板上，調整呼吸。

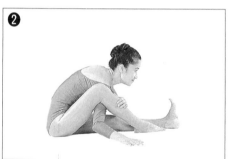

圖(2)　吐氣，右膝蓋彎曲直立，右手儘量伸入膝蓋下，手心貼地。

圖(3)　接著左膝曲起直立，左手亦儘量伸入膝下，手心貼地。自然呼吸。

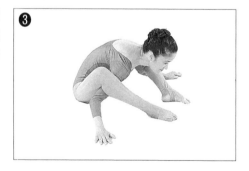

【功效】

・安定腦神經，強化內臟。

・消除頸、肩酸痛、僵硬。

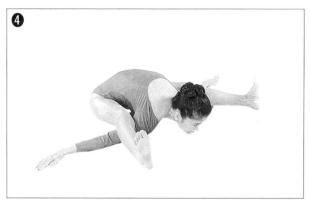

圖(4)　吐氣，兩手臂伸直，儘量貼於地面，同時兩肩往膝蓋下伸進去，身體前彎，下顎著地（或額頭著地）。膝蓋伸直，保持此姿勢自然呼吸20～30秒。

■姿勢二

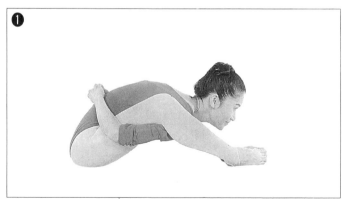

圖(1)　按姿勢一同樣要領，雙手扣於背後。

33 合蹠式

【功效】

・強化骨盤，調整卵巢機能及生理異常。

・促進血液循環，治低血壓、便秘。

【動作分解】

■姿勢一

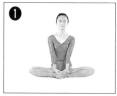

圖(1)　兩膝彎曲，腳掌心相貼，兩手握住腳背，坐於地板上。

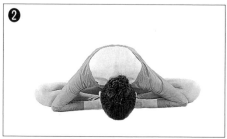

圖(2)　吸氣，胸背挺直；吐氣，身體慢慢向前彎，背肌儘量伸直，頭部著地。保持此姿勢自然呼吸10～20秒，再放鬆吸氣還原。

做3遍，每一次都要比前一次使腳跟更靠近會陰部。

■姿勢二

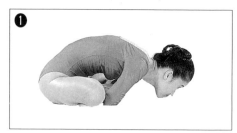

圖(1)　按姿勢一同樣要領，下顎貼在地板上。

34 膝立側彎

【功效】

・消除腰部贅肉，強化膝關節、股關節，矯正背骨、
　骨盤，治風溼關節痛。

【動作分解】

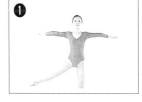

圖⑴　跪立，右腳向右伸出，膝蓋伸
直。吸氣，雙手平肩舉起。

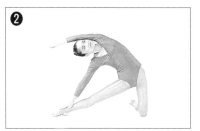

圖⑵　吐氣，身體向右側
彎，右手沿右腳滑下，左
手過頭頂向右伸展。

圖⑶　右手貼住右
腳背，左手儘量向
右側彎與右手相疊
。意識集中在左側
腰，自然呼吸20秒
，再吸氣還原。左、
右腳交換做 3 遍。

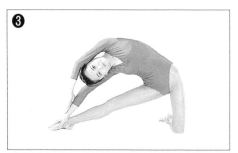

35 海狗式

【功效】

· 柔軟肩胛骨、手肘、手腕，並促進其血液循環。

· 消除腰部贅肉，預防小腿抽筋。

【動作分解】

■姿勢一

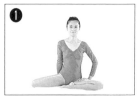

圖(1) 坐在地上，彎曲兩膝，使兩膝在一直線上。

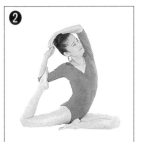

圖(2) 吐氣，右手托起右腳，右手肘勾住右腳背。左手過頭頂與右手相握，意識放在腰部，挺胸，臉望向左手肘上方。自然呼吸20秒，再回復放鬆之坐姿，然後換邊做。

■姿勢二

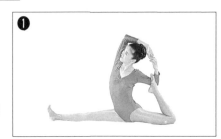

圖(1) 前後劈腿式，按姿勢一同樣的要領做。

36 鴿王式

【功效】

‧矯正前屈的姿勢，強化氣管、甲狀腺、副甲狀腺。

【動作分解】

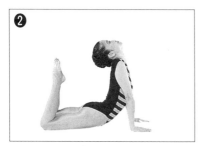

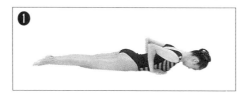

圖(1) 俯臥，兩腳伸直，額頭貼地，手肘曲起緊貼腰旁，掌心貼地。

圖(2) 吸氣頭仰，身體慢慢抬高後仰，接著吐氣膝蓋彎曲。

圖(3) 調整呼吸，用力吐氣，胸部挺出，頭部儘量後仰，骨盤向下壓，使得雙腳碰到頭部，自然呼吸20～30秒，再順序放鬆。

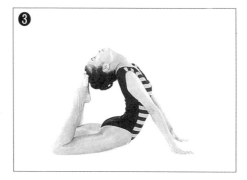

37 鴿子式

【功效】

・強化心、肺、腸胃、內臟各器官機能。

・柔軟肩胛骨、脊椎骨。

【動作分解】

■姿勢一

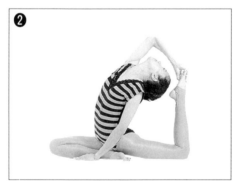

圖(1)　曲膝坐於地板上，右手托住左腳。

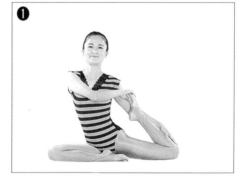

圖(2)　吸氣後深深吐氣，肩向右轉，同時右手繞過頭頂把左腳拉近頭部，身體亦向後仰，直到腳趾觸到頭部。

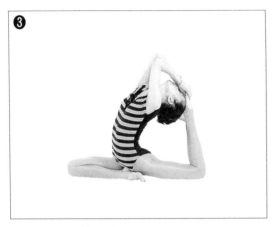

圖⑶ 左手接著往後舉，兩手合力拉住左腳腳趾。自然呼吸20秒，再依序還原放鬆。左、右腳交換做。

■姿勢二：鳩王式

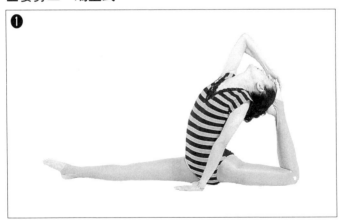

圖(1) 前後劈腿式鴿子式，做法要領與姿勢一相同。

【功效】

・強化手、腳及骨盤各關節。

・調整自律神經及平衡感。

38 弓箭式

【功效】

・強化手腳關節，消除手腳風溼及坐骨神經痛。

【動作分解】

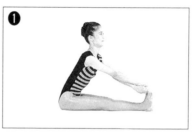

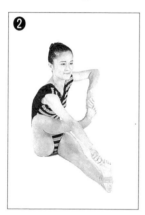

圖(1)　伸直雙腳，坐在地板上，右手握住左腳拇趾，左手握住右腳拇趾。

圖(2)　深呼吸後，吐氣，同時抓起右腳，把右腳慢慢拉近左耳。

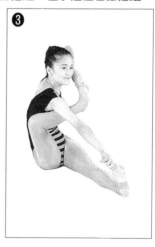

圖(3)　身體盡量坐直，左腳和右手保持伸直，右腳盡量接近左耳。保持此姿勢自然呼吸30秒，然後還原坐姿，再換邊做。左、右腳交換做２遍。

39 倒立姿勢

【功效】

- 促進腦下垂體、甲狀腺荷爾蒙分泌，並安定自律神經。
- 強化頸椎、胸肌、背肌、腰肌，並促進腦部血液循環，增強記憶力、防止早禿及白頭髮。
- 治頭痛、失眠、頸肩僵硬，預防感冒、便秘。
- 強化內臟並治療內臟下垂。

＊注意：**高血壓、動脈硬化、心臟病、眼壓過高者，不可輕易嘗試；飯後兩小時內皆不宜。**

　　初學倒立者可先靠牆壁練習，或請有經驗者在旁指導。

【動作分解】

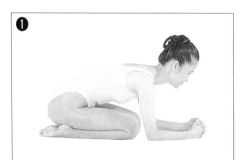

圖⑴　金剛跪坐，身體向前傾，雙手十指交握，手肘打開與肩同寬，貼於前面地板上。

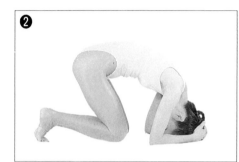

圖(2) 先將前額貼地，並用雙手抱緊頭部，再把臀部抬高。

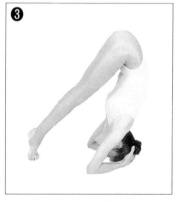

圖(3) 膝蓋伸直，腳尖踮起，並朝臉部方向慢慢移動雙腳。

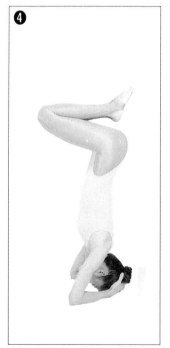

圖(4) 將重心移到頭部（百會穴），並利用丹田力及雙肘力量將雙腳緩緩舉離地面。

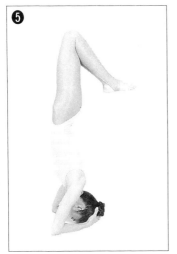

圖(5)　膝蓋保持彎曲,腰背用力並伸直,大腿漸漸抬高,使與地面垂直。

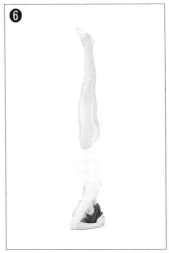

圖(6)　吐氣,將膝蓋伸直,並保持平衡。足在上、頭在下成一直線,自然呼吸20～30秒。

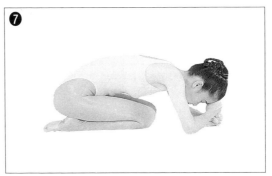

圖(7)　還原時先彎曲膝蓋如圖(5);大腿放下如圖(4);丹田用力將腰部落下,大腿緊靠腹部,再緩緩將足尖著地如圖(3);再將雙膝跪地如圖(2);徐徐仰起頭並雙手握拳相疊於地上,再把額頭貼在拳頭上,鬆弛全身如圖(7)。最後再仰臥大休息。

39.1 倒立變化式(I)

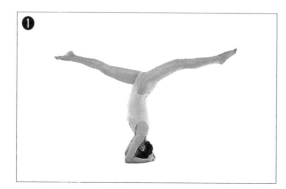

圖(1) 完成倒立姿勢後，吐氣把雙腳向前後張開。

39.2 倒立變化式(II)

圖(1) 完成倒立姿勢後，把雙腳盤成蓮花姿型。

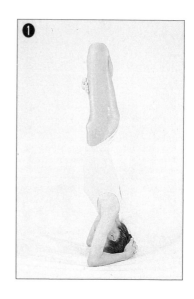

40 孔雀式

【功效】

- 促進腦部、腹部血液循環，增強臂力及腹部力，並強化內臟功能。
- 預防糖尿病、中氣弱。

【動作分解】

■姿勢一

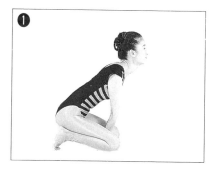

圖(1) 跪姿，雙膝張開與肩同寬，指尖朝內，兩小指相觸掌心貼地。

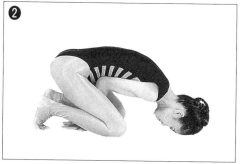

圖(2) 額頭貼地，兩手肘曲起，肘頂住腹部。

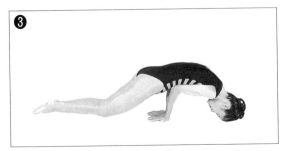

圖(3)　肘固定腹部，以雙手與額頭支撐身體，慢慢把雙腳向後伸直。

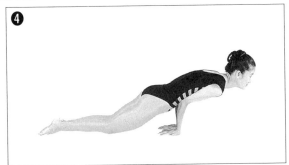

圖(4)　吸氣，上額離地，重心向前移。

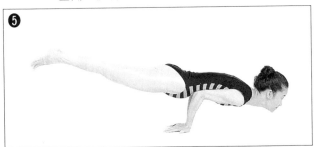

圖(5)　同時腳亦離開地板，靠臂力支撐全身重量，伸直背部，下顎縮緊，頭向前推出，讓全身舉起與地面平行。此時閉氣10～20秒，再緩緩放下身體休息。

■姿勢二

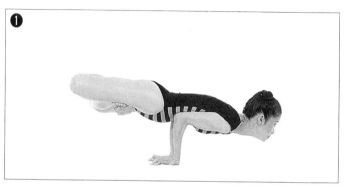

圖(1)　腳雙盤蓮花姿，按姿勢一同樣要領做。

第 3 篇

疾病防治與應用

　　罹患疾病，原是想要恢復身體平衡與健康的一種自然反應作用，因為我們的身體本來有自然治癒的能力，只要稍有異常，自會產生消除或修正的作用。瑜伽自然健康法即是將這種無意識的自然修正反應，整理成有意識的動作，並配合自然腹式呼吸法去實踐，使身體的訓練與精神的淨化獲致統一。

　　本篇針對各項疾病，提拱預防與治療的修練姿勢，是比藥石更有用的身心調節與潛能刺激，能使健康者更臻健康、身體偏歪或異常者歸於正常。

1 預防感冒

感冒發生的原因不外是：⑴外感六淫；⑵內傷七情；⑶飲食失調。

風、寒、暑、淫、燥、火一般稱作「六氣」，在致病的情況下，才稱作「六淫」。

六淫引起的疾病，有一定的季節性：如夏天多暑病，冬天多寒病。由於自然界氣候變化的複雜性及人體的個別差異，把風邪、寒邪、暑邪、淫邪、燥邪、火邪等六種統稱爲「外感疾病」。

多數人的感冒以外感風邪、寒邪較普遍。「風爲百病之長」，風邪可以引起咳嗽，也可以引起劇烈頭痛：如風邪侵入肺而使肺氣不宣；風邪止於巔頂，而使經絡不暢，血氣不順。

寒邪之病症患者多數是怕冷喜熱、四肢冰冷、小腹冷、流清涕或出現劇烈的疼痛、氣滯血瘀等現象。

「七情」是指人的精神意志活動，在中醫學中分爲喜、怒、憂、思、悲、恐、驚七類。如果由於長期的精神刺激或突然受到精神創傷，就容易引起體內的陰陽氣血、臟腑功能失調，從而發生疾病，因此感冒亦可稱爲情緒病。

飲食失調直接損傷脾胃，引起消化機能障礙，而致

胃病、腹瀉，造成身體抵抗力微弱、元氣虛弱，最易招到外感風邪而致病。

以下介紹三種瑜伽姿勢，可改善體質、強化臟腑功能、增強抵抗力，以達到治本之功效。

㈠**大拜式**：跪下（金剛坐），臀部坐在腳跟上；吸氣，雙手合掌平肩舉起，雙臂貼住兩耳；吐氣，身體向前彎曲，使額頭觸到地面。保持此式止息 8 秒，然後吸氣起身。此式要重複練習 8 次。

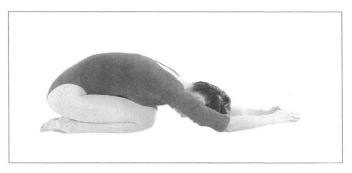

●**功效**：調心、調息、精神集中，強化腹部肌肉、消除腹部脂肪、調節月經不順。

㈡**魚式**：仰躺，調息後吐氣，同時以肘部著地，撐

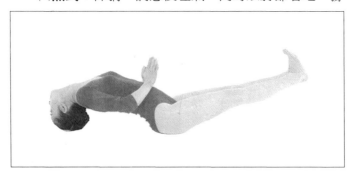

高胸部；手肘離開地板，雙手合掌，頭頂著地，行自然腹式呼吸。如果腹肌有力則儘量把雙腳舉起約35°高，可強化腹部內臟機能。

●**功效**：消除肩頸僵硬，淨化甲狀腺與扁桃腺，增進活力；同時因擴張胸部，可使呼吸順暢、矯正胸椎骨、強化自律神經及刺激腦下垂體。

㈢**扭轉姿勢**：先金剛跪後臀部落坐於地板，彎曲左膝，右腳交叉跨過左腿，置於大腿外側，腳掌貼地；左手越過右膝外側，握住右腳背，右手繞背環腰或置於地板上；頸部儘量向右轉，視線向前方凝視於一點。保持這個姿勢自然呼吸30秒，放鬆回復原來姿勢。左右腳交換各做 4 次。

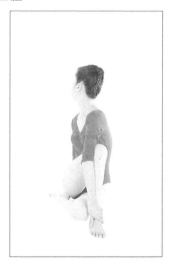

●**功效**：矯正脊椎，促進肩背氣血暢通，加強肺臟功能，使人常保年輕。

2 預防頭痛

　　頭痛的起因並非局部的問題，它關聯著身心狀況，甚至環境、工作、神經緊張、精神壓力、感冒、貧血、動脈硬化、眼疾、菸酒刺激、藥物過量……等，皆可能引發頭痛。

　　頭痛的因素相當複雜，大致可分為兩類：血管方面的偏頭痛，以及緊張性頭痛。

　　如長時間的煩憂、工作過度疲勞、緊張，往往就會使頭頸部肌肉持續收縮，而導致肌肉血行不良，引發頭痛。再加上精神壓力大、情緒不穩定，或長時間伏案勞形、鎖眉深思，皆會導致頭頸部肌肉慢性貧血，腦組織勢必耗氧增加，造成腦部的供氧不足，因此，就易導致頭昏及頭痛——這就是所謂的緊張性頭痛。有些人是連續性的疼痛，甚至每天都發作，而且發作時頭部兩側都會疼痛。

　　偏頭痛原因較為複雜，大多發生在頭部一側，多見於女性，為週期性劇烈頭痛，甚至伴有噁心、嘔吐等現象。有時婦女月事來潮前，也會發生偏頭痛，而視覺障礙也容易造成偏頭痛。

　　一般認為，頭部血管收縮功能發生障礙，是產生偏頭痛的主因。當偏頭痛開始發作時，先是由於頸內動脈

痙攣而引起腦部缺血，接著是頸外動脈擴張，然後出現頭痛症狀。通常洗個熱水澡或把雙腳浸在熱水中，可以改善偏頭痛的症狀；躺下來做個瑜伽大休息，也能紓解疼痛。

頭痛起因於頭部瘀血，多做頸部運動或按摩，可使血液暢通。因此，有習慣性頭痛的人，日常生活必須特別注意要有規律，假日多到戶外接觸大自然，並且多步行，安眠藥、止痛劑儘量少服用，刺激物如菸酒、咖啡亦儘量避免。婦女應注意腹部、腳部之保暖，月事來潮時勿受風寒，勿穿太尖太窄的鞋子，以免腳部血行不良而引發頭痛。

以下介紹三種瑜伽姿勢可預防或減輕頭痛症狀。

㈠**扭轉姿勢**：蹲下，右手環右腿，左手於腰後與右手相勾，扭腰並把頭頸儘量向左扭轉；同時右腿下壓與右手相抗衡，使頸肩部的肌肉有被牽制的感覺。自然呼吸20～30秒後還原。以同樣的方法換邊做。

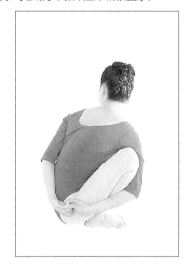

●**功效**：促進頸、肩、背部血液循環。

㈡**半倒立**：跪坐，雙手十指交握，手肘打開與肩同寬；按倒立之要領，雙手抱緊頭部，再把臀部抬高，膝

蓋伸直，將重心移到頭部（百會穴）。自然呼吸20～30秒
；還原時，雙手握拳交疊，額頭貼在拳頭上，鬆弛全身
，最後再仰臥做大休息。

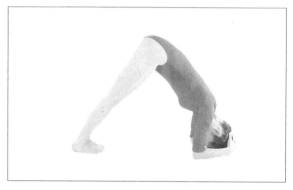

●**功效**：治肩膀僵硬，促進頭部、頸部血液循環。

㈢**鋤頭式變化式**：仰臥，吐氣把後雙腳慢慢抬高，
與地面成直角；調整呼吸再深呼吸後用力吐氣，慢慢將
腰部彈起，待兩腳腳趾觸地，兩腿儘量慢慢張開，兩手
抓住兩腳大拇趾。自然呼吸30秒後還原仰臥休息。

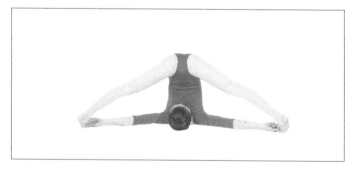

●**功效**：促進頭部、頸椎血行良好，同時也能消除
肩硬、預防腦血管老化、刺激甲狀腺。

3 改善貧血

　　從前的人貧血大多起因於營養不良,而現代人的貧血最大原因是飲食不均衡;尤其肥胖者貧血的人更是日益增多。

　　貧血係指血液中的紅血球及所含血紅素不足,因此貧血時,前、後彎動作或蹲下再站立時,常感到頭暈目眩,這些症狀皆因血紅素送氧功能不足所致。

　　一般貧血之症狀為臉色蒼白、指甲泛白、皮膚乾燥、身體易疲勞、運動時常氣喘心悸。而腦貧血多半是因營養失調、疲勞過度,導致腦部血液循環不良而缺氧,常出現之症狀是臉色蒼白、昏眩、冒冷汗,嚴重時會意識不清或呼吸困難。

　　貧血的原因大致分為兩種:不正常的出血和飲食習慣不正常。

　　因受傷而導致血液大量流失、胃腸潰瘍或身體某部位有些微的慢性出血,及女性生理期或分娩時出血,皆易造成貧血。

　　忙碌的現代人常正餐不吃只吃速食或偏食,皆易導致營養不良。甚至為減肥而節食,也易造成貧血。

　　日本醫學界提倡自然餐食,他們的醫學理論是「食物在腸壁的絨毛組織作用下,轉換成血球」,與現代生

理學所推定的骨髓造血原理截然不同。他們針對各種慢性病患者，主張主食以五穀、糙米、小麥胚芽，副食以蔬果中之葉綠素爲主，並攝取酵素來幫助消化道的吸收，因此，對血液的淨化及紅血球造血的功能都很有幫助。其次應多吃粗糙、纖維多的食物。

一般人預防貧血可以多攝取含蛋白質的食物（如魚、肉、蛋黃、牛奶）及鐵質、維他命Ｃ、維他命Ｂ群、葉酸……等，尤其是維他命Ｃ，可將鐵質轉換得易被吸收，並能促進紅血球之生成，及增強血管機能，因此，每餐應多吃含豐富維他命Ｃ的蔬菜和水果。

同時也應配合適當的運動，促進全身血液循環，並強化各器官之造血功能。以下介紹三種瑜伽姿勢可矯正脊椎，刺激自律神經，將可改善貧血症狀。

㈠蛇式：俯臥，兩肘彎曲而雙掌貼地與肩平行，吸氣將頭舉起、下腹貼地，兩眼注視天花板。停息8秒鐘，然後慢慢吐氣還原。重複做6～8次。

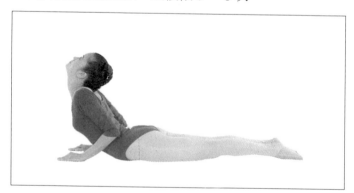

●功效：調整自律神經，治腰背疼，強化松果腺腦

下垂體及氣管功能。

　　㈡**瑜伽身印**：雙盤蓮花坐姿或跪姿，雙手置於背後，右手握住左手腕；吸氣挺胸慢慢吐氣身體向前彎，直到額頭觸到地面；止息 8 秒鐘，然後吸氣起身。重複做 6 ～ 8 次。

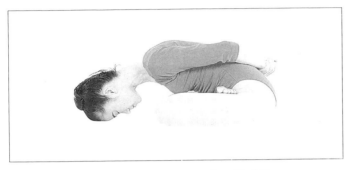

　　●**功效**：統一身心、促進腺體正常分泌。

　　㈢**鋤頭式**：仰臥，吸氣後一面吐氣一面用手掌的力量，將兩腳提高180°與地面平行，然後再次呼吸，讓兩足尖接觸到地面，做自然腹式呼吸30～60秒。

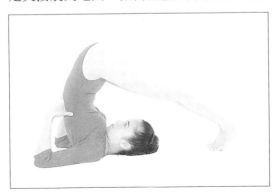

　　●**功效**：促進頭、頸椎血行良好，預防內臟下垂。

4 消除肩膀酸痛

　　肩膀酸痛的原因相當多，所出現的症狀也不一樣，有的單純爲肌肉疲勞所引起，有的則是內臟疾病所引起。像心臟疼痛、膽囊功能異常等，也都會引發肩部、頸部的僵硬與酸痛；還有精神的壓力、緊張，亦容易造成自律神經的失調，引發肩膀酸痛。

　　一般長期伏案寫字、打字及從事電腦操作等室內工作者，最易患肩膀酸痛。他們的工作往往須使手臂的肌肉持續在一種固定的姿勢，因而造成肌肉的緊張、僵硬、瘀血，並由手臂擴至頸、肩而造成肩膀酸痛。

　　經常彎曲頸部進行工作者，頸後方的肌肉就會處在連續緊張的狀態下，如果此種肌肉持續緊張，就容易引起肩膀酸痛。

　　如果不眠不休地工作，肌肉過度疲勞使得老化廢物（乳酸）充滿在肌肉中，就會引起一種發炎症狀，使肌肉變成堅硬的硬塊，只要稍微觸摸就會感到疼痛，這種症狀俗稱「肌肉肌膜炎」。一旦到此階段就需花費相當的時間才可復原，在惡化至這個階段之前，即應讓肩膀肌肉多多活動，以免肩膀酸痛陷入惡性循環。

　　因此，持續工作一小時之後，應放鬆肩部，並活動頸部的肌肉，例如頸部朝左、右彎曲，向前、後彎曲及

頸部大迴轉。也可做簡易的肩膀運動，如用力聳起雙肩再放鬆雙手臂、雙臂上下迴轉運動或甩手運動，都可預防肩膀酸痛的發生。

枕頭的軟硬及高度也是造成肩膀酸痛的一大原因，一般枕頭以稍硬為佳，高度以 7 ～ 8 公分的厚度為原則，睡覺時整個後腦勺沿著頸部凹陷處，都必須緊貼在枕頭上。

過度柔軟的彈簧牀，也會影響頸部的彎曲，而易引發腰痛及肩頸酸痛，因此稍硬的彈簧牀或墊被，最合乎背骨的生理性彎曲。

做瑜伽運動除了要紓解手臂、肩膀的肌肉緊張外，同時也應該多活動背骨，方能消除酸痛的症狀。

以下介紹三種瑜伽姿勢可消除肩膀酸痛。

㈠**肩立姿勢**：先仰臥，手心貼地面，吸氣，一面緩緩吐氣，把兩腳抬高與地面垂直；做 3 次自然呼吸，吸大口氣後吐氣，同時身體彈起，一面自然呼吸一面兩手插腰；胸部儘量靠近頸部，兩足向上伸直，全身與地面垂直，意識放在頭、頸部。行腹式呼吸30秒後慢慢還原。

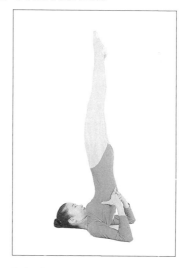

●**功效**：使頭部、肩部血行良好，靑春永駐。

㈡**扭轉姿勢**：兩腳伸直坐在地板上，右腳跨過左腿，置於大腿外側，左手越過右膝外側，握住右腳背，右手置於腰後，吐氣同時將上半身和臉部儘量右轉，吸氣回復正面姿勢，調息後吐氣再扭轉。連續做 3 次再換腳以同樣方式做。

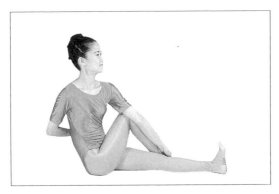

●**功效**：強化肝臟、腎臟功能，矯正脊椎。

㈢**前彎姿勢**：兩腳伸直坐在地板上，左膝彎曲，腳背貼於右大腿並緊貼鼠蹊部，左手環於背後抓住左腳大拇趾，右手握住右腳趾，先吸氣後慢慢吐氣前彎，下顎儘量貼到右小腿上。止息 8 秒再放鬆吸氣後還原，連續

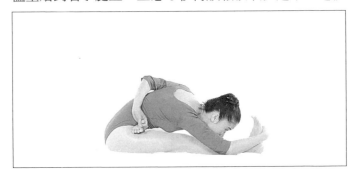

做 3 次，再換腳以同樣方式做。

　　●**功效**：按摩內臟器官，促進性腺荷爾蒙分泌，調整卵巢機能，治療低血壓。

5 治療腰痛

　　腰痛的治療首先要徹底追究引起腰痛的原因。

　　日常生活中姿勢的不正確或生活習慣之改變，以及心理、性格等精神方面的缺失，均易造成腰痛。

　　腰痛大致分爲幾種：椎間盤脫出症（俗稱骨刺）、變形性脊椎分離症、內臟疾病、婦科疾病、體重過重、缺乏運動、長期工作緊張……等。

　　腰痛原因不同，症狀也有所差異，不一而足。常見的症狀有：坐骨神經痛會遍及大腿內外側；閃到腰時如咳嗽、打噴嚏會引起劇痛；脊椎分離症則腰部容易疲勞乏力；子宮後傾者易腰部乏力；脊椎慢性炎症患者身體易發熱，無法做前屈、後屈動作；腎結石或尿道結石常伴有腰部劇痛……等等。

　　瑜伽用於腰痛治療並不只是體位法，而是藉「身心一如」的方法，來獲得根本治療的效果。換言之，是「調身」、「調息」、「調心」三位一體同時並重。

　　所謂「調身」就是做瑜伽體位法。前後、左右彎曲背骨的動作分別與立、坐、臥等各種姿態相互配合，而做出各種瑜伽姿勢，以便於矯正、調整背肌、腹肌及脊椎的均衡。

　　尤其是在日常生活中行、住、坐、臥，更要養成良

好的姿勢。在瑜伽行法中站立的正確姿勢是首先施力於足拇趾，並將重心移置足底心，同時丹田用力，也就是我經常強調的「腹部收縮、肛門收緊、腳大拇趾用力、下顎收縮」。

所謂「調息」就是時時刻刻調整自己的呼吸，以細、長、慢、勻的自然呼吸達到身體放鬆、心情安定，同樣能解除身體之疼痛。

所謂「調心」在瑜伽來說就是精神的修練，身體的不健康往往是由心理的不健全所引起，佛家講「萬法唯心造」，思想的偏差造成心理不平衡，同樣生理也就失調。佛教以「四念住」為修心之法門，而瑜伽以「冥想」（靜坐）達到身心和諧，並能啟發身體內在自然治癒的潛能。

以下介紹二種消除腰痛的瑜伽體位法。

㈠**左右側彎**：跪坐，雙手交握反掌，吐氣，臀部坐向右側地板，上身向左側彎曲，兩手緊貼耳朵，眼睛注視天花板；吸氣回到跪坐，再慢慢吐氣，臀部坐向左側地板，身體向右側彎曲。左右交換做３～６遍。

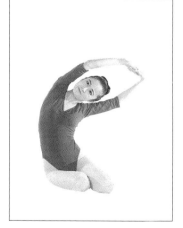

●**功效**：矯正脊椎，治療坐骨神經痛、關節炎、腰酸背痛。

㈡**貓式**：四肢跪立地板上，吸氣時背肌伸直，抬頭看天花板；吐氣時縮肚、拱背、下巴儘量貼近胸部，意識集中在痛部，止息 8 ～16秒，再放鬆。隨著吸氣、吐氣交換動作做 5 ～ 8 遍。

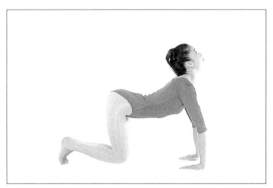

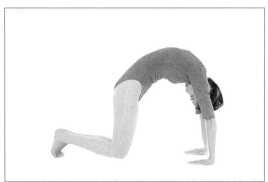

● **功效**：治腰酸背痛，矯正背脊。

6 治療風溼性關節痛

　　風溼性關節痛是由一種溶血性Ａ族β性念球菌所感染，常由於感冒、發燒、上呼吸道感染造成風溼熱，或是過度疲勞、蛀牙所引起的齒齦發炎、齒槽膿漏、扁桃腺炎……等。

　　醫學上證實該症與免疫機能的異常所造成的血清蛋白濃度異常變化有關聯。一般人認為風溼性關節痛老年人較易罹患，但是目前年輕女性或小孩得此病的也很多。女性經年累月在冷氣房中工作者，較易患風溼性關節痛，尤其女性四十歲以後或更年期時，因骨質疏鬆而患風溼性關節痛的機率大增。其次如老人退化性關節痛，常見於膝蓋部位，有時與肥胖的體質有密切的關係，因此減輕體重也可減輕關節的負荷。

　　通常風溼性關節痛患者，關節及其周圍肌肉常有浮腫現象，有時還會紅腫、疼痛且有灼熱感，或有全身發熱、倦怠感、食慾不振、貧血……等現象。

　　事實上風溼性關節痛的真正原因相當複雜，在醫學上治療的方法亦很多。通常風溼性的關節痛除了藥物治療外，其次就是物理治療。

　　物理療法主要是溫熱療法和運動療法，溫熱療法如熱敷、水療法、溫泉浴……等，皆可改善全身的血液循

環。

運動療法主要是以簡易柔軟的體操來活動關節，並且預防關節硬化及肌肉的萎縮。常有些風溼病的患者因疼痛而不敢活動，反而會導致血液循環不良而使患處更加惡化。同時也要注重適度的休息及情緒的穩定，食物攝取上要營養均衡，尤其是鈣質類食物如小魚、牛奶、新鮮綠色蔬菜……等應多攝取，以防骨質疏鬆。

以下介紹幾種簡易瑜伽姿勢，可活動筋骨關節、促進全身血液循環。

㈠**橋式**：仰臥，雙手著地，雙腳張開與肩同寬，腳跟伸直，一邊吸氣，一邊舉起腰部，自然呼吸20秒再放下腰部。重複做 3 ～ 6 遍。

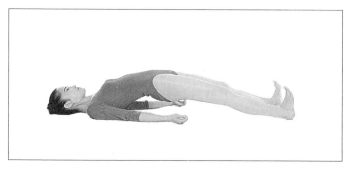

●**功效**：強化腰腹部、促進全身血液循環，並能改善緊張不愉快的情緒。

㈡仰臥，兩手交握，扣緊後腦枕骨，吸氣後用腹部力量，兩腳跟同時伸直用力往內壓，並且帶動全身之伸展；維持20～30秒後再迅速放鬆雙手，恢復仰臥大休息式。此姿勢重複做 6 ～ 8 遍。

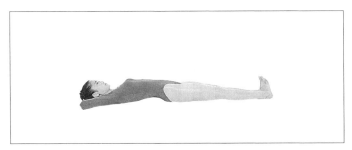

●**功效**：促進腳踝、手腕、手肘、肩、頸各部位關節之血液循環。

㈢**劈腿前彎式**：坐於地板上，雙腿分開90°，吸氣後雙手向上舉起，吐氣身體慢慢向右腿前彎，小腹緊貼右腿，額頭儘量緊貼右小腿；維持這種姿勢自然呼吸10～20秒，再緩緩吸氣回復坐姿放鬆。以同樣的方法換左邊，左右重複練習 3 ～ 6 遍。

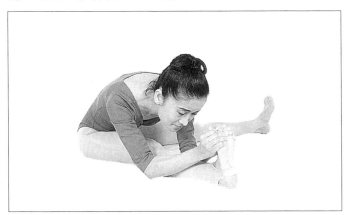

●**功效**：強化腰椎、骨盤、股關節，並可治坐骨神經痛。

7 排除腸胃脹氣

　　多數人常因爲腸胃「脹氣」而苦不堪言，藥物雖能暫緩一時的不適，但終不能徹底的根治；而改善飲食生活及勤練瑜伽，卻能達到治本的功效。

　　嚴重的腸胃脹氣實在不可忽視，有時由於脹氣無法排出體外，如果壓迫到肺，造成肺部呼吸運動無法自然運行，就可能導致肩膀、頸部僵硬酸痛；如果脹氣壓迫到心臟，則易產生心臟部位的疼痛，常被誤診爲心臟病的徵兆。

　　因此，腸胃脹氣如果不能順暢的排出，不僅影響腸胃運作正常，亦壓迫到周邊的神經和血管，致使其他器官機能減退，容易引起病菌侵入而造成萬病之因。

　　體內「氣」形成的三大主因有：(1)生活飲食習慣不規律；(2)精神、心理上的壓力；(3)缺乏運動。

　　現代人白天在忙碌的工作下，有時連吃午餐的時間都沒有，匆忙的解決也是很平常的事，晚餐或消夜時再暴飲暴食，這都易造成腸胃的負擔。因晚間胃的蠕動已不如白天，多量的食物停滯在胃內易發酵而產生氣體，造成腸胃脹氣。有時快速喝下冰冷的飲料，也易造成腸胃的蠕動極度遲緩；或者吃了過量的豆類、花生等食品，因消化不良而產生脹氣；甚至邊吃邊說話，不知不覺

中嚥下不少空氣也會引起不適。以上所談到的皆是生活及飲食習慣不當而產生的腸胃脹氣。

精神、心理上的壓力，也是致使脹氣的主因。由於工商業社會高度的競爭與人際關係維繫的頻繁，工作、升學充滿了緊張和壓力，使得自律神經失調，容易造成精神和情緒的不安；而腸胃是很敏感的，因此工作壓力太大，也會引起腸胃機能衰退而產生脹氣。

腸胃內的氣體經常藉著「打嗝」及「放屁」排出。「屁」是腸內的廢氣所形成的，身心健康的人消化吸收比較完全，滯留在腸內的廢氣少；「屁」多的人，有時也被視為腸胃吸收能力差。

滯留在腸內的氣體除非以「放屁」排出體外，否則滯留在體內是無益的。下面介紹三種瑜伽姿勢可以幫助「排氣」。

㈠仰臥姿勢，一面吸氣，一面曲右腳，兩手抱住膝蓋；然後一面吐氣，一面將右膝用力拉近胸腹部；停息8秒鐘再吸氣還原。左、右腳交換做3遍。

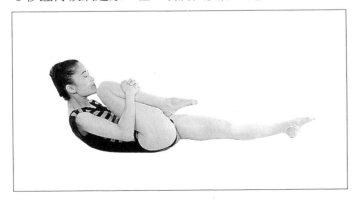

㈡仰臥姿勢，一面吸氣一面彎曲雙腳，兩手抱住膝蓋；然後一面吐氣，一面將雙膝用力拉近緊貼胸腹；停息 8 秒鐘再吸氣還原。同樣方法做 3～5 遍。

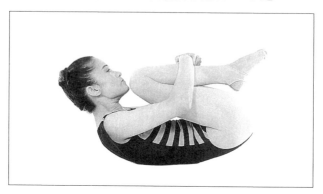

●**功效**：增加腰椎彈性，排除腸胃脹氣，可治消化不良、便秘、胃下垂，並可消除腹部贅肉。

㈢雙腳與肩同寬踮腳站立，雙臂往上伸直，掌心朝上，十指張開；舌抵上顎，咬緊牙關，眼睛注視上方；自然呼吸 1～2 分鐘。

●**功效**：增強腹肌力，強化腸胃。

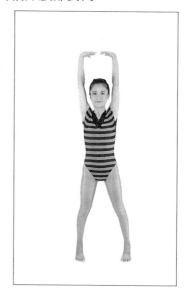

最後提供讀者一些生活細節上的注意事項，可減少脹氣的產生：

(1)晚餐應該少吃，禁止吃消夜。

(2)精神上或生理上的壓力要當天除去。

(3)放鬆心情，睡前熱水淋浴和冷水淋浴交互做。

(4)生冷、油膩的東西儘量少吃。

(5)充份的運動。

8 預防胃下垂

　　胃屬於消化器官，外形像個鼓脹的袋子，位於橫隔膜的左下方。食物由食道進入胃內，做有規律的收縮與鬆弛的蠕動，來進行食物與胃液的消化。一般成人的胃容量大約 1200～1600 毫升，食物需四小時才能由胃送到十二指腸，其中油脂食物需更長的時間。

　　胃液中含有鹽酸、消化酵素、胃蛋白酶及黏液。胃液可消化胃內的蛋白質，但是當人體遭遇到外來的精神壓力及其他因素，就可能破壞這些功能，導致胃液和鹽酸分泌失衡，胃壁便會溶蝕形成所謂的「胃潰瘍」。而十二指腸潰瘍之成因與胃潰瘍頗為類似，皆稱之為消化性潰瘍。

　　正常人的胃是在肚臍之上部，但是胃下垂的人由於支持胃的肌肉鬆弛或胃擴張等原因，使胃部下垂到肚臍以下。

　　胃下垂的症狀有食慾不振、飯後飽脹感、胃內食物不易消化吸收、心窩疼痛、容易疲倦，如果再加上精神上的壓力，就易導致胃炎或胃潰瘍。

　　腸胃是心的一面鏡子，支配胃部的神經、荷爾蒙等會對外在因素產生過敏的反應。通常神經質、容易緊張、內向、責任心重、完美主義者或太瘦的人，皆易罹患

胃下垂。

　　胃下垂患者必須靠運動增強腹肌緊張力，並且保持情緒穩定及開朗的個性。

　　其次要養成良好正常的飲食習慣，少量多餐，攝取容易消化並富有營養的食物。中醫稱：人食五味，吸取五味之精華以養形體；形體充實，真氣自然旺盛。胃主受納，脾主運化，胃納不佳，導致脾生化氣血的原料不足，因此，脾胃功能之好壞足以影響人體的健康。

　　胃下垂患者，飯後要適當休息或者向右側臥休息，以減輕胃的負荷。

　　以下介紹幾種瑜伽姿勢，可改善體質、強化腹肌。

　　㈠**腹部按摩**：仰臥，雙膝曲起，腹部稍微提高，雙手指尖或掌心放在腹部上，以肚臍為中心，按順時針方向按壓腹部；壓下時吐氣，力量要適度。每天早晨起牀和睡前各按摩一次，能改善腸胃血液循環，並增強消化功能。

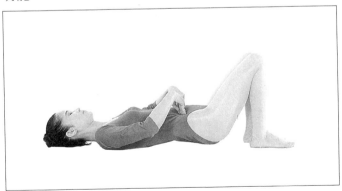

　　●**功效**：強化腸胃、刺激腸的蠕動，預防便秘。

㈡**船姿勢**：兩腳伸直坐在地板上，雙手舉起與肩平，吐氣，兩腳離地上舉大約45°如 V 字型；保持此姿勢閉氣10～20秒再放鬆。

●**功效**：強化腹肌、胃腸，增進食慾。

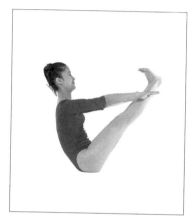

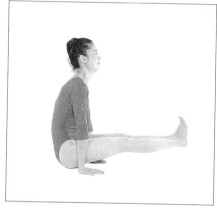

㈢坐於地板上，雙腳併攏，用手掌、腹部之力把兩腿撐起，閉氣數秒再放鬆回復原來坐姿。

●**功效**：強化腹肌、增強手臂力量。

9 預防便秘

便秘爲現代人最普遍的文明病,亦被稱之爲「萬病之源」。通常人們每日排便一次,也可稱之爲輕度便秘,最好能像嬰兒一樣每日排便二、三次,則有益身體健康。

便秘最主要的原因有下列數種:⑴不正常的飲食習慣;⑵錯過定時排便的時間;⑶運動量不足;⑷精神緊張;⑸腸、胃或肝臟等器官之異常。

多數人都喜歡吃煎炸的食物,或者水份及纖維素不足的食物,則易造成排泄不順暢。

大腸中的廢物堆積到一定程度,自會有便意。大腸的大蠕動,通常在餐後半小時開始,如果因工作的繁忙而無暇理會身體自然的便意,就會錯過一天排便的機會,因此要養成定時排便的習慣,每日三餐後半小時如廁一次。

運動可以促進大腸蠕動,以利排便,所以腦力工作者、體力勞動量不足者,缺乏運動自然容易便秘。

大腦常處於緊張狀態時,就會引起神經和肌肉的緊張;因此大腸肌內之收縮及鬆弛就會發生異常而引起便秘。平時可聽聽輕鬆浪漫的音樂或看場引人發笑的影片來調劑身心,鬆弛緊張的情緒。

腸胃的鬆弛、萎縮、無力等異常現象，也都可能造成便秘。

做瑜伽淨化體操可使身體裡所有的廢氣排出，增加骨盤開合力，促進腰腹部的血液循環，提高腹壓和呼吸力，進而強化排泄力。

瑜伽淨化體操以腹部及腰部以下為鍛鍊重點。

㈠雙腳張開約與肩同寬，做半蹲姿勢，一邊吐氣、一邊將右膝移近左腳跟，臉朝右後方看右腳跟。左、右腳交互快速做20遍。

●**功效**：強化心肺、促進排泄。

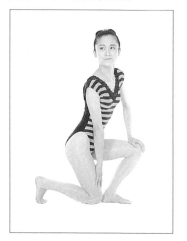

㈡**鋤頭式**：吸氣後，一面吐氣一面用手掌的力量，

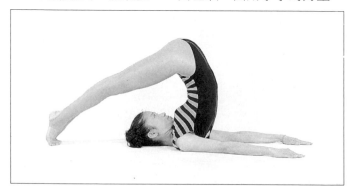

將兩腳提到與地面平行後再次呼吸，一面慢慢吐氣，一面將兩足尖接近地面，下巴貼著胸部，意識集中在腳跟，自然呼吸30～60秒。

●**功效**：預防內臟下垂，刺激甲狀腺。

㈢**輪式**：此式較難，初學者頭部在地板上即可。做法：仰臥，吸氣後一面吐氣，一面以雙手、雙足支撐，用腹部的力量慢慢提高胸、腹、頭，意識集中在腹部，自然呼吸30～60秒。

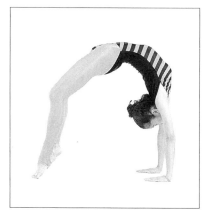

●**功效**：強化甲狀腺、氣管等。

10 預防糖尿病

　　糖尿病常因家族遺傳而來，但是過量的飲食，再加上缺乏運動，亦足以誘發糖尿病的發生。

　　一般正常的人從胰臟分泌出來的胰島素，使身體各器官如肝臟、肌肉等所需要的葡萄糖維持一定的限量，並將剩餘的葡萄糖轉化為糖原質與脂肪，貯存在體內，使得血糖濃度不至於升高。

　　但是罹患糖尿病的患者，由於胰臟功能異常或其他的因素，而導致胰島素分泌不足，以致無法順利調節血糖，而使血糖質偏高。

　　糖尿病輕症患者，只要調節系統正常，即使不小心多飲了含糖份多的飲料或食物，亦不至發生血糖濃度偏高的現象。但是病症嚴重者，體內的蛋白質會不斷的分解，而產生葡萄糖，尤其是糖原質的分解會非常快速，即使是空腹亦會產生高血糖的現象。

　　血糖質過度上升時，體內細胞會產生脫水現象，而葡萄糖由尿液中排泄出來，因此，糖份和水份不斷的喪失。糖尿病患者主要症狀有口渴及頻尿的現象，如果任其拖延下去，體內所需的營養會漸漸喪失，而抵抗力逐漸減弱。因此，糖尿病患者必須遵從醫師指示，服用藥物或注射胰島素，來調節正常的血糖濃度。

　　糖尿病患者，必須確實控制飲食，糖份多的飲料、水果均需嚴格限制，儘量選擇糖份少的食物；米飯亦不可過量，最好多吃糙米。

　　正確的飲食療法不但要注意血糖的調節，並且要控制體重，亦須嚴防其他合併症的發生：如維他命缺乏症、低蛋白血症、代謝性的酸中毒……等。糖尿病患者往往會有腎臟機能退化的現象，因此，鹽的攝取也不可過量，否則易造成全身浮腫，血壓也會升高。患有慢性肝炎與慢性胰臟炎的病人，切勿酗酒，腦部動脈硬化及心臟病患者也應嚴禁飲酒過量。

　　此外，還要多運動，藉著充份的運動，消耗掉肌肉中的葡萄糖，然後這些耗損的糖質再由血液中補給，不但能幫助胰島素分泌，而且能使血糖濃度降低。

　　以下介紹幾種瑜伽體位法，可預防糖尿病。

　　㈠**蛙式**：蹲姿，曲肘，膝蓋緊靠雙肘，身體稍向前傾，以腹部力量用雙手支撐身體，並抬起雙腳，自然呼吸10～20秒，然後緩緩放下雙腳。

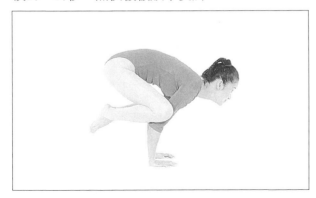

　　●**功效**：緊縮腹肌、強化內臟，增強手臂力，促進肩頸血液循環。

　　㈡**孔雀式**：兩手肘曲起，肘頂住腹部，兩足伸直，眼睛前望，頭部、身體及足部成一直線；吸氣，身體向前移動，兩腳離開地板，閉氣數秒後慢慢放鬆。

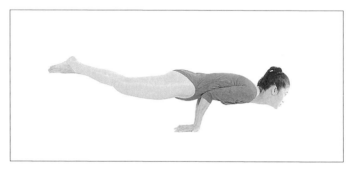

　　●**功效**：強化丹田力，治中氣弱。

　　㈢**英雄姿**：直立，手臂伸直合掌，吐氣，左腳向前跨出，並將左膝彎曲，右膝伸直，重心在左腳，頭後仰，自然呼吸20～30秒，再還原換右腳。

　　●**功效**：促進胰臟機能，強化腰腹、美化腿部曲線。

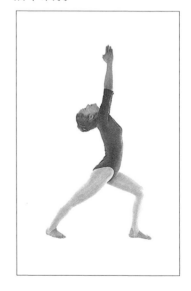

11 如何強化腎臟

　　腎為先天之本，即藏先天之精氣，乃維持人體生命活動的基本物質。

　　腎臟位於腰部，左、右各一，在人體內是很重要的臟器。《內經》云：「腎藏精，主骨、生髓。」舉凡性機能之成熟、生殖、泌尿、骨骼發育……等，都與腎臟有著密切關聯。因此常見的症狀如：腰背酸痛及腰膝足無力、怕冷、遺精、陽萎、浮腫、視力減退、耳鳴以及生殖、泌尿系統的疾病，皆與腎臟息息相關。

　　因「腎主骨、生髓」而腦為髓之海，所以腎與腦髓也有著密切關聯。腎之精氣不足，將致髓海空虛，思維遲鈍，記憶力減退，甚至常出現貧血、頭暈等病症。

　　人之呼吸雖然以肺為主宰，但腎臟能幫助肺吸氣，中醫簡稱「腎主納氣」；如果腎不納氣，就會出現呼多吸少的氣喘病。

　　腎臟的主要功能是調節體液，製造尿液，腎臟功能正常則尿液排泄自然正常。通常腎臟病患者很難有自覺症狀，往往是由於其他疾病前往醫院檢查，從驗尿結果中發現有蛋白尿或血尿時才知患有腎臟病。所以最好要養成定期健康檢查的習慣，以便早期診斷、早期治療。

　　中醫云：「腎主水。」膀胱與腎互為表裡，腎氣不

足可能引起膀胱病症：如尿少、尿閉或小便清長、夜間頻尿……等，皆是腎氣虛所造成的症侯。

　　腎臟病之發生，預防勝於治療。因此，在日常生活中作息要有規律，不可過度勞累或熬夜，以至加重腎臟的負擔；有尿意時就去排尿，絕不可拖延，因為憋尿往往是導致腎盂炎之主要原因。

　　營養要均衡，更要注意飲食的衛生，調味料、鹽份勿攝取過多。攝取充足的水份，可維持身體正常的代謝，同時也要注意不可濫服成藥。

　　以下介紹幾種瑜伽姿勢可強化腎臟功能。

　　㈠**蝗蟲式**：俯臥，兩腳併攏，深吸氣後，急速抬高雙腳，意識必須集中在腰部、臀部，直到耐不住時，再吐氣慢慢還原。做 2 遍。

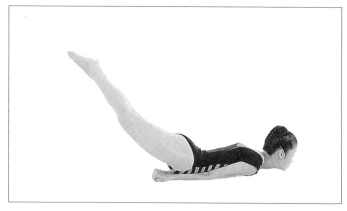

　　●**功效**：強化心、肺，矯正內臟下垂，促進頭腦、脊髓血液循環，強化腎臟、治頻尿。

　　㈡**蝗蟲式變化式**：俯臥，雙手貼地，吸氣後靠手臂

、胸部、腰力抬高臀部；腳趾用力支撐身體，直到耐不住時再吐氣還原。

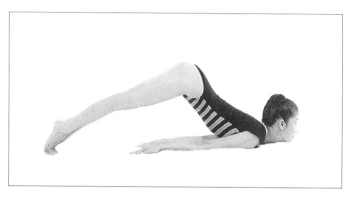

●**功效**：調整肝臟、腎臟、胰臟等器官的功能，也可治腰痛，並緊縮大腿肌肉。

㈢**蛇式變化式**：俯臥，雙腳併攏，右手貼於腰部，左手過肩伸直；吸氣胸部抬高，雙腳亦同時舉起，止息8秒吐氣還原。左、右交換做3遍。

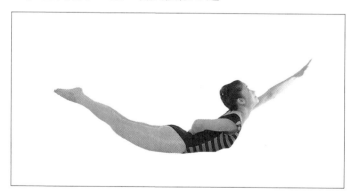

●**功效**：治腰背痛，預防子宮、卵巢、月經不調等疾病。

12 預防心臟神經症

　　有些人突然感到心悸、氣喘、胸口鬱悶、心臟疼痛等，但接受各種診療及心電圖檢查後，卻發現心臟並沒有任何異常，這種現象稱為「心臟神經症」。

　　通常個性固執、容易緊張、興奮、焦慮、工作過度勞累、神經不安定、抑鬱、悲觀者，較易罹患此症。

　　如果日積月累處在不安與憂慮中，易擾亂自律神經，當自律神經失去平衡時，交感神經會刺激心臟，引起心跳加快或氣喘……等症狀；同時受到驚嚇時腎上腺素也會加速分泌，使得心跳加快、血壓升高。

　　患有心臟神經症的人，往往在左胸的心臟處感覺疼痛；事實上，這有時是肋間神經痛或胸部肌肉痙攣所引起，不必過份在意，因為真正的心臟疾病，很少在心臟部位發生疼痛。

　　生活在競爭激烈的現代社會中，緊張、壓力是無法避免的，但是完全沒有壓力的生活也會令人失去目標，無法開發積極進取的創造力。因此，有時適度的壓力對我們的身體有正面的意義，它能強健神經系統，促進荷爾蒙分泌。

　　如何從緊張、繁忙的工作中紓解壓力，並且達到身心之平衡，才是最深切的問題。

　　生活有規律，三餐要定時定量，放假時一定要將工作暫時放下，從事休閒的運動或娛樂。例如與好友結伴或全家人一起到郊外爬山、健行或做自己喜歡的事，像繪畫、書法、插花、音樂欣賞甚或唱卡拉ＯＫ來轉移注意力。練習瑜伽及坐禪亦可幫助身心安定。

　　同事之間或婆媳之間發生不愉快的事應儘快淡化，或者把心事向好友傾吐，絕不要悶在心裡，否則鬱悶、不滿的情緒累積於心，就容易發生心臟神經症。

　　工作勿過度超出自己的負荷，疲勞時一定要休息，多做深呼吸，日常生活中要有變化與調劑，避免因精神上過度緊張而增加身心的壓力與不適。

　　適當的運動，多步行及森林浴可強健心臟，因為腳是人體第二心臟，多走路以促進全身血液循環並強健腳踝與膝部，減少心臟神經症之發生。

　　以下介紹幾種瑜伽姿勢可緩和身心的緊張。

　　㈠橋式：仰臥，雙腳併攏，兩膝彎曲；吐氣，把腹部儘量抬高，兩手托住腰部，調整呼吸，將兩腳伸直，自然呼吸10～20秒，再慢慢還原做大休息式。

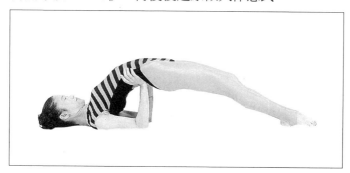

●**功效**：柔軟脊椎，強化腰腹、膝蓋，消除肩痛。

㈡**駱駝式變化式**：金剛跪坐，雙手貼於腳跟，吸氣頭向後仰，胸部儘量向前挺出，再把腹部抬高，自然呼吸20～30秒，然後還原。

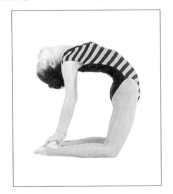

●**功效**：強化心肺、呼吸器官、甲狀腺、扁桃腺及治駝背等。

㈢**雲雀姿勢**：左腳跟貼於會陰下，右腳向後伸出，一面吸氣，雙手向後伸展，擴胸後仰；止息 8 秒，意識集中在腹部，然後還原放鬆。左、右腳交換做 3 遍。

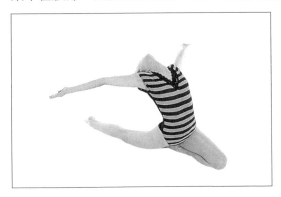

●**功效**：增強子宮、卵巢機能，預防四肢冰冷。

13 治療神經衰弱

　　神經衰弱是「神經」發生了「衰弱」的現象，通常發生的原因不外乎生理與心理兩種因素。

　　所謂生理方面，是指平素神經質的人，一旦碰到某種挫折，就很容易成為神經衰弱的患者；尤其是失戀時。此外婦女進入更年期的階段，由於血氣衰退，生理上起了很大的變化，心理上也漸失正常，就會有許多神經衰弱症狀出現。

　　所謂心理方面，成因較為複雜，尤其處在多元化的工商社會中，人際關係的繁複微妙，工作、升學等壓力常易造成患得患失的心理，這些都可能引起神經衰弱。

　　神經衰弱初期的症狀只是：頭痛、精神不振、注意力不集中、記憶力衰退、失眠……等，如果不加注意攝取飲食及調劑身心，嚴重者就會出現全身的症狀如：頭昏、目眩、口乾、耳鳴、心慌、心悸、心跳急速、胃脹、胃痛、煩躁等；甚至為了一點小事斤斤計較，遇事想不開，惹得自己激動萬分，聽到任何疾病都覺得自己好似患了此種病而更加疑惑及惶恐不安。

　　患此種病的人，通常即使在很好的環境下，也覺得不快樂，總是杞人憂天，或者庸人自擾。因此，應鼓勵此症患者要多培養樂觀的心情，豁達的胸襟；多學君子

坦蕩蕩，不可學小人常戚戚的心境。

在醫學上治療神經衰弱除了用藥就是心理治療。在瑜伽學上來說，治療「神經衰弱」患者最好的方法就是食物療法及運動。

一般神經衰弱者大都有「氣、血兩虧」及腦弱現象，中醫學稱它是屬肝、腎的疾病，對該病採用平肝補腎、補氣安神之說法，認爲只要能強壯體質，就能增強神經機能。

中國有句俗語：「吃腦補腦，吃肝補肝。」一切動物的腦部，都對腦神經衰弱者有益；其他如豬肝、豬血對補血也有益處。在植物方面：核桃、花生、芝蔴、枸杞子……等皆有補腦寧神之功效；藕、菠菜、紅莧菜、芥菜葉、萵苣葉、海藻……等所含的鐵質也很多，同樣也有補血之功效。

運動方面，瑜伽體位法、瑜伽靜坐皆能調和身心，症狀較嚴重者不妨多散步、做日光浴，對病情皆能有所裨益。以下介紹三種瑜伽體位法，對神經衰弱患者很有幫助。

㈠站立，兩腳分開約肩兩倍寬，吐氣同時兩手緩緩伸向地面與肩同寬，背部儘量伸直，頭部向上昂起，維持此姿勢做10次呼吸。

㈡接下來，將手肘彎曲，頭頂著地，兩手、兩腳及頭頂成一直線，保持自然呼吸30秒。

●**功效**：加強新陳代謝、強化腦部血液循環，伸展內腿筋。

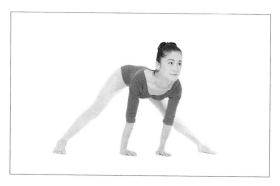

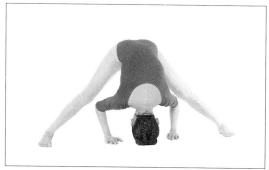

㈢**魚式**：仰躺，吐氣同時以肘部著地，撐高胸部；頭頂著地，手肘離開地板，雙手合掌，行腹式呼吸。

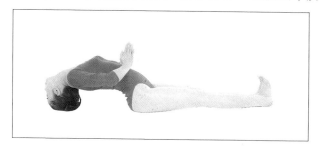

●**功效**：刺激脊椎神經、改變酸性體質，強化呼吸器官、預防感冒。

14 睡眠體操

　　醫學上曾經報導睡累症候群——是因睡眠時間太長而產生的害處；人的生活週期是有一定比率的，如果睡眠時間太長，週期就會無精打采，即使睡得再多仍然感到睡得不夠。

　　反之，現代人卻常為失眠所苦，這是令那些倒狀即睡的人百思不解的。

　　健康的睡眠過程是很快就進入夢鄉，再慢慢轉成淺眠而醒來；可是難以入睡的人通常是淺眠，到天亮時才漸漸熟睡。

　　相信每個人都有失眠的經驗，偶然一次的失眠，也不需要大驚小怪，也許是當天工作量太重或有好友自遠方來，暢談甚歡，茶或咖啡不知不覺的喝過了量，而造成自律神經興奮過度，皆是失眠的可能原因。

　　但是，如果是持續長時期的失眠而造成身、心的不平衡，直接影響到工作及人際關係，這時就應仔細找出失眠的原因。一般失眠的人不外乎：(1)外在因素；(2)內在因素。

　　外在因素指工作的壓力、環境、人事變遷，或有婚姻、事業的不如意，皆會影響情緒造成精神緊張。內在因素就是身體本身發生了異常及病變，通稱為自律神經

失調。自律神經是由交感神經和副交感神經這兩種不同的神經所構成,這兩種神經互相發揮制衡的作用。交感神經是由脊椎出發,進入交感神經節,透過神經纖維來支配各器官;而副交感神經有兩種,一種是迷走神經,從腦下延髓直達各器官的頂端,另一種是骨盤神經,從骨盤附近的骶髓延伸到各支配領域的骶骨。

女性到了四十五歲以後荷爾蒙的分泌會逐漸失調,因此在這期間自律神經的功能也很不穩定,所出現的症狀即所謂的更年期障礙,也同樣會造成失眠。

一般而言,白天人體活動時,交感神經佔優勢,因此,心臟的功能比較活潑。但是到了夜間,則是副交感神經較佔優勢,會把內臟功能調節到容易入眠、休息的狀態。

其次肌肉過度緊張、內臟異常、血液循環不良也容易造成失眠,因此想要得到安眠,必須使全身肌肉鬆弛,呼吸正常,並使交感神經完全放鬆。

做瑜伽睡眠體操可鬆弛肩膀、頸部、上背部、胸部的緊張,並且可使骨盤放鬆,預防失眠。

㈠仰臥,雙手著地,雙腳張開與肩同寬 (腳跟伸直)

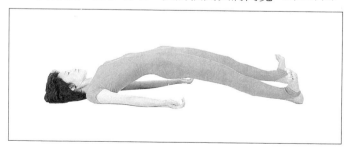

，一邊吸氣，一邊舉起腰部（閉氣），到不能忍受的程度再迅速吐氣並放鬆全身力量，迅速放下腰部。這動作重複做 5 遍。

　　●**功效**：腰腹部和骨盤會鬆弛，以達全身放鬆。

　　㈡**魚式**：仰臥，雙肘著地，雙腳張開與肩同寬，一邊吸氣把胸部儘量抬高，到不能忍耐的程度再吐氣放鬆，並迅速放下身體。重複動作 5 遍。

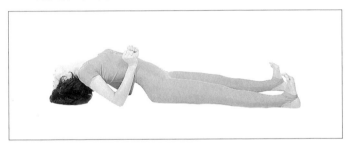

　　●**功效**：消除頸、肩部的僵硬，改善頭部疲勞，調節荷爾蒙正常分泌。

　　㈢雙手抱左後腦，左手用力往右側推，並舉起頭部：雙腳向右邊舉起30公分，上、下擺動（腳不接觸地板）10〜20遍。放鬆後再以同樣方式換右邊做10〜20遍。

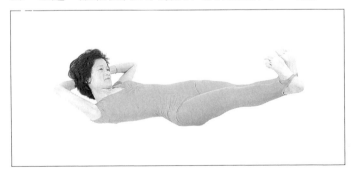

●**功效**：除去頸肩部的緊張，降低重心、改善內臟下垂及異常。

還有一種方法，即放鬆行腹式呼吸法：把雙手放在肚臍上，慢慢地吸氣把腹部鼓起，然後慢慢吐氣縮腹，直到呼吸平靜為止。睡前最好洗個熱水澡，可促進血液循環，鬆弛緊張的肌肉；或者喝杯熱牛奶亦可幫助你進入夢鄉。

15 安產體操

　　懷孕乃自然現象，因此在生活起居上應力求正常，在日常生活中應儘可能多活動。但就瑜伽的觀點而言，最好避免做太劇烈的運動，一切動作必須以緩慢而從容的心情去做。

　　在妊娠期間尤其要做到下列四項要點：(1)強化腰腹力；(2)強化呼吸力；(3)培養正確的飲食習慣；(4)保持精神愉快與生活的安定。

　　現代人大都過著沒有規律的忙碌生活，呼吸大都淺而短，以橫隔膜較弱，使內臟有趨向下垂的現象。內臟如果下垂，則骨盤自然會升高，使身體重心向上移，以致腰部乏力，無法使勁，難產的機率為之大增。

　　由於母親的心情會直接影響胎兒的心理，因此懷孕期間應儘量保持心情愉快，切勿將煩惱積於心中；亦不可動輒生氣。即使受到意外的刺激，也要儘量將其淡忘，或將注意力轉移到其他的事情（愉快的事物）上，如此可使呼吸舒緩，保持精神的安定。

　　妊娠乃是母親與胎兒間一種自然的生理過程，母親的飲食習慣若不正常，最易直接影響胎兒的健全成長，因此最重要的是不可偏食；多吃新鮮的天然食物，如此就不必恐懼會產下畸形兒或早產兒。

現代醫學對患者大都投以藥物，而服用藥物常會引起神經痲痺或缺氧等副作用，都是造成畸形兒的原因。因此，在身體狀況不好或生病服藥期間，應該儘量注意避免懷孕。

妊娠的婦女可經由瑜伽的訓練，充份的做到精神的修養，對生產一事不會有任何不安或抱怨，如此一來，女性賀爾蒙就可以順利正常的分泌。

在此順便一提哺餵嬰兒最好以母乳行之，因為母乳含有多種營養素，且又含有免疫抗體，使嬰兒對疾病產生抵抗力。母乳不僅對嬰兒有益，同時對母體也是一種加強收緊力之刺激，不但可刺激乳房，也可刺激腹肌、骨盤、臀肌等，加強收緊力量。

生產之後，身體擴張的力量較強，如果不加以注意，就會因此而造成肥胖的身材，故產後一定要勤做加強收緊力的訓練。

安產體操的功效主要使呼吸深而強，加強腹壓，增強腰力，增加陰道的開閉力，同時可矯正身體歪曲。

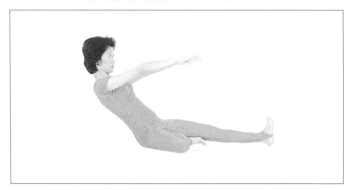

　　㈠仰臥，右腳外曲，吸氣後吐氣仰臥起身，再吸氣
還原，重複數次左、右腳交換做。

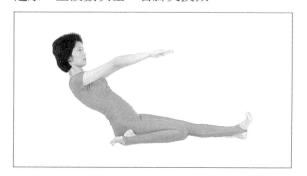

　　㈡與第㈠式要領相同，但膝蓋向內曲。

　　㈢貓式，雙膝跪立地面
，左、右交換扭腰。

　　㈣仰臥，雙膝外曲，雙
腳掌心貼地，吸氣後吐氣把
腰儘量抬高。

　　●**功效**：強化骨盤、強
化腰腹力。

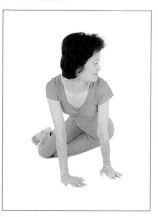

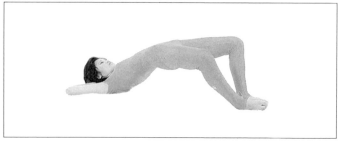

16 如何強化視力

　　視力異常（近視、遠視、斜視、白內障、青光眼）及眼睛的病變，不僅是因為眼疾，也可能是身體其他部位發生了異常，或生活起居、飲食不當所引起，甚至居住環境不潔也易罹患結膜炎、砂眼等病症。

　　通常造成視力異常的原因不外乎：(1)身心的緊張；(2)神經衰弱；(3)荷爾蒙分泌失調；(4)內臟異常（肝或腎）；(5)姿勢不良；(6)血液呈過酸或過鹼；(7)飲食生活習慣不正常……等等。以上的原因皆會導致身心的不健康，進而影響到眼睛的異常。

　　孟子曰：「存乎人者，莫良於眸子；眸子不能掩其惡。胸中正，則眸子瞭焉；胸中不正，則眸子眊焉。聽其言也，觀其眸子，人焉瘦哉？」由此可知眼睛對人體的重要；更何況眼睛乃靈魂之窗，怎能不善加保養!?

　　根據瑜伽自然法則，必須要有意識的生活，也就是說除了平日有安定、平衡的生活外，還需要有變化的生活，以達到緊張與鬆弛的調適。

　　例如腦力工作者，應做一些簡易的頭部活動，以達活動筋骨之效。如把頸部前後仰、左右轉動，同時眼球也向同方向移動；或做瑜伽體操，把身體前彎後仰、左右側彎，或擺動手腕、左右扭轉身體，這不但能消除頸

肩的酸痛、僵硬，也可紓緩身心的緊張。甚至還可做些簡易眼部指壓按摩，對消除眼睛疲勞及肌肉緊張有立竿見影的功效。

視力異常或眼疾都屬於慢性病，通常與個性、生活的習性都有關聯，因此，只靠藥物來治療眼疾是不易醫治好的，必須配合著改善飲食習慣。通常喜食肉類者或暴飲暴食者血液多呈酸性，不但對肝臟、腸胃有礙，也會引起排泄不暢，甚而對眼睛也有不良的影響。

瑜伽飲食強調可生吃的食物應儘量生吃，青菜類的根、莖、葉皆可吃；鹹性食物（如海藻類、蔬菜）多食對眼睛有益，因植物性食物含有大量礦物質及多種維生素。

偶而也可採斷食療法，淨化血液並促進全身血液循環，同時進行冥想（靜坐）和運動使身心統一，精神安定，對眼睛及視力強化會有顯著的功效。

此外也可做些強化視力的瑜伽體位法。

㈠半弓式：俯臥，吸氣同時彎右膝，右手抓右腳背，意識集中在腹部；吐氣同時胸部、左手、左腳儘量抬

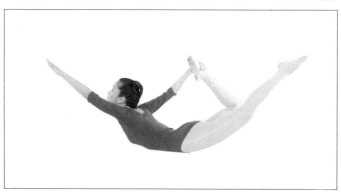

高，保持此姿勢 8 秒後，還原放鬆。再以同樣方式換左腳，左、右邊交換做 3 遍。

●**功效**：強化視力，強化肝、腎、腸胃機能，亦可治月經不順。

㈡**駱駝式變化式**：跪立，兩膝與肩同寬，深深吸口氣，把力量集中於下腹部，止息數秒後用力吐氣把身體向後彎，腹部向前推出，左手抓左腳

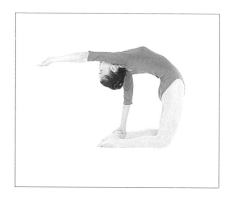

，同時把右手往上伸；保持此姿勢，眼睛同時做旋轉運動，8～10秒後還原放鬆。左、右手交換做。

●**功效**：消除眼睛疲勞，強化腰腹力，擴胸強化肺部、扁桃腺機能。

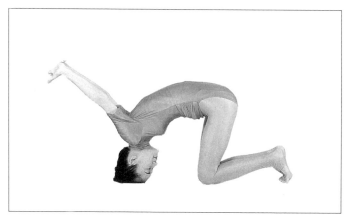

㈢**轉肩姿勢**：雙膝跪地，雙手反掌交握於背後，吸氣擴胸，吐氣雙手逐漸舉高，頭頂著地，臀部漸漸離開腳跟。保持此姿勢，頭部在地板上前後滾動後再左右轉動以按摩頭部。

●**功效**：促進頭、頸、肩之血液循環，消除其酸痛僵硬，調整自律神經，可治低血壓。

17 纖腰美態楚楚動人

　　肥胖不只使妳看起來比同年齡其他人顯得老態，更使妳看來很臃腫像個歐巴桑，而且對心臟也造成很大的負荷，使心肌機能變弱、血液循環受挫，對健康損傷是不可言喻的。

　　肥胖者其脂肪所長的部位因人而異，主要原因是因為身體某部位有了異常，身體本身為了保護的目的，而在該部位長有贅肉。

　　例如手臂的贅肉顯示其肩、頸、頭等部位的異常，身體狀況為手臂、肋骨與肩胛骨無力，而且呼吸亦不完全，影響到內臟的無力和下垂。

　　背部有贅肉者通常腹肌鬆弛而無力；背的上部贅肉表示肝臟、心臟或胃有異常，背的下半部贅肉表示腸有異常。

　　腰腹部贅肉與排泄力、內臟狀況有關，如大小腸異常、淤血及內臟下垂，因此運動重點在於將腹部向內收縮，伸直腹肌，就可使腰部肌肉收緊。腹部肌肉如果鬆弛，臀部肌肉也會鬆弛，同時肛門與陰道的收縮力也較弱；因此收緊臀部的方法是要使恥骨回歸原位，骨盤下降，同時腹肌也能收緊。

　　大腿粗大者表示腰椎第一、二節有異常，即膀胱、

胃腸、肝臟及盲腸等部位有異常；膝蓋部位與第三節腰椎有關，膝蓋以下粗大者表示腰椎第四、五節有異常，且排泄不良，大腸、膀胱、攝護腺、下肢等有異常。

有蘿蔔腿者，通常重心偏向於腳小趾，此人必定營養過剩，此時做些使腰部柔軟的運動，可矯正腰椎之歪曲及偏移，因而堅實腰部肌肉，同樣可使腿部美化。

想要擁有健美的身材除了運動外，還要具備三項必要的條件：(1)正確的飲食生活；㈡排泄良好；㈢深長的呼吸。

一般人往往因錯誤的飲食造成了肥胖而不自知。如果消耗的卡路里比攝取的卡路里少，使多餘的脂肪附在皮下組織，就會形成肥胖的身材。應儘量避免甜食、澱粉類熱量高的食物，某些含醣高的水果（香蕉、西瓜……等）吃多也會胖，番石榴、番茄是最好的減肥水果；用餐時每口多咀嚼幾下較易有滿腹感，不至於吃得過量；也應儘量避免吃消夜。

便秘亦是造成肥胖的原因。由於長時間坐在辦公桌前，腹肌的彈性會逐漸鬆軟無力，脂肪大量附著在腸間膜，腸的蠕動逐漸緩慢，便易患便秘；解除便秘之道除了加強腹肌收縮運動外，並應多攝取蔬菜之纖維素及海藻類。

深而長的呼吸可以使細胞活性化，並淨化血液，促進脂肪之分解及廢物、毒素之排出。

多做腹部用力吐氣之腹式呼吸法，能刺激腹部之「太陽神經叢」，即自律神經中心，有助心情穩定、減少

焦慮不安感，不會因情緒煩躁而以「大吃」來補償。

㈠**手臂減肥法**：兩腳張開同肩寬，兩手臂左、右平肩舉起，手腕內外交互扭轉50～100次。

●**功效**：促進頸、肩、頭部之血液循環，增強呼吸力。

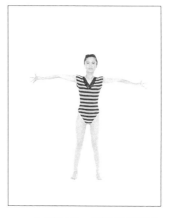

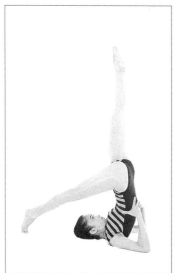

㈡**腹部、腿部減肥法**：仰臥，深呼吸後用力吐氣，同時兩手掌用力撐地，慢慢將腰部彈起，先做鋤頭式；再用雙手支撐腰部，慢慢伸直雙腳成肩立式，配合腹式呼吸，左、右腳交互觸地20～30次。

●**功效**：促進荷爾蒙分泌、增強記憶力。

㈢**背部及臀部減肥法**：俯臥地板上，雙手交握在後頸，吸氣仰頭，吐氣同時雙腳舉高，雙手肘儘量向外撐開，意識放在腰背，自然呼吸20～30秒。

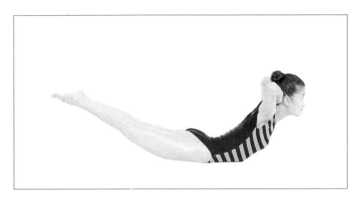

●**功效**：強化心、肺活量，治駝背。

18 創造健康美麗的肌膚

　　想要擁有人人稱羨的肌膚？首先要從調整日常生活的飲食習慣做起。

　　健康美麗的肌膚所具備的條件包括：有淨化的血液、良好的新陳代謝、充份的睡眠及持之以恆的運動，並且要保持樂觀、積極而愉快的心情。

　　所謂淨化的血液就是要有純淨的血紅素，而純淨的血液來自正常的飲食及規律的生活習慣，才能有細緻而美麗的肌膚。

　　飲食方面應多吃糙米可預防腳氣病及口角炎，薏仁則具有消除黑斑、雀斑、疣、老人斑的功效，因此薏仁可說是美容肌膚的聖品，常吃更有益健康。

　　充足的維他命A可預防皮膚粗糙、皺紋；維他命C不僅防止黑色素沉澱，更可活化細胞，促進皮膚之新陳代謝。此外，礦物質、維生素可從生菜、蔬菜及水果中攝取。

　　有恆的運動能促進血液循環及正常的排泄，運動完後最好能用溫水及冷水交互淋浴，更能增加皮膚之抵抗力。

　　經常為臉上長面疱、青春痘所苦惱的人，平時應注意保持皮膚的清潔，每天養成正常的排泄習慣，儘量少

吃油炸、煎、烤的食物。

　　有些人皮膚沒有光澤，甚至容易長皺紋、黑斑、雀斑等，通常是肝、腎或其他內臟有異常，而影響了肌膚的美麗。因此，身體的健康除了要有充份的睡眠外，亦需要有適當的運動。

　　皮膚容易過敏的患者，當某部位皮膚有了潰爛，即使吃藥打針，也總是醫治不好或常患，這除了因為肝臟、消化器官功能降低外，多半是與心理情緒（精神不安定）有關：譬如家庭不和諧、人際關係不好、精神感情受到了打擊……等。因此要注意隨時調整自己的情緒，凡事往好處想；常言道：「忍一時，風平浪靜；退一步，海闊天空。」

　　做瑜伽體位法不僅能改善體質，促進新陳代謝，調整內分泌，並能使精神安定，達到身心和諧統一，進而能創造健康美麗的肌膚。

　　㈠**前彎式**：坐於地板上，雙腳併攏，雙手合掌於頭頂，吸氣胸背挺直慢慢吐氣向前彎，雙手勾住雙腳大拇

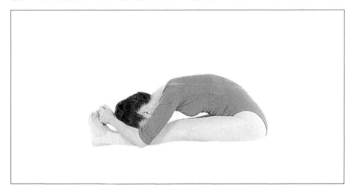

趾，胸、腹儘量貼近大腿，額頭亦儘量貼近膝部；膝蓋
不可彎曲，自然呼吸10～20秒再慢慢吸氣起身還原。

　●**功效**：促進臉部血液循環，並強化內臟功能，消
除腹部贅肉，可治便秘。

　㈡**弓式**：俯臥，雙膝彎曲，兩手從外側抓住腳踝；
吸氣，仰頭，胸部離地；吐氣，手和腳同時往上抬高，
自然呼吸20～30秒再還原放鬆。

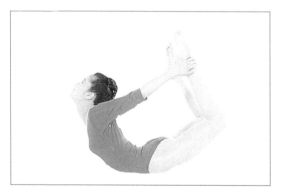

　●**功效**：健胸、美容、強化內臟，可治月經不順，
消除背部贅肉。

　㈢**輪式**：仰臥，吸氣後一面吐氣，一面雙手合掌，

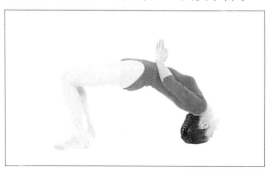

以頭頂、雙腳支撐，用腰腹部力量慢慢把腰腹抬高，自然呼吸20秒；再還原放鬆大休息。

　　●**功效**：促進排泄機能及美化肌膚，增強體力。

〈附錄〉

防治各種疾病之瑜伽姿勢參考

　　以下針對各種疾病，將瑜伽姿勢加以分類整理並精心設計，以期達到對疾病之預防及療效。

　　各位學習者在修練瑜伽體位法時，一定要注意八種姿勢之均衡選配：(1)前彎；(2)後仰；(3)左側彎；(4)右側彎；(5)左扭轉；(6)右扭轉；(7)向上伸展；(8)收縮。這八種動作要領若能熟悉，應用在變化姿勢上，更能舉一反三，而不易造成運動傷害。

　　但是請注意：身患重疾、高血壓、心臟病、甲狀腺異常等病症的患者，必須有專人指導，千萬不可勉強執意練習。

1. **神經衰弱**：(1)蓮花坐(2)鋤頭式(3)肩立式(4)魚式(5)蝙蝠式(6)蛇式(7)金字塔式。

2. **自律神經失調**：(1)蛇式(2)輪式(3)弓式(4)站立後彎式(5)平衡姿勢(6)倒立。

3. **內分泌失調**：(1)前彎式(2)蛇式(3)蓮花坐魚式(4)肩立式(5)圓屋頂姿勢(6)倒立。

4. **腰酸背痛**：(1)貓式(2)側彎(3)扭轉(4)前彎式(5)駱駝式。

5. **腎臟病**：(1)蝗蟲式(2)蛇式(3)三角平衡式(4)單足曲膝前
　　彎式。

6. **糖尿病**：(1)蛙式(2)孔雀式(3)弓式(4)蓮花坐。

7. **腸胃病**：(1)蛇式(2)鋤頭式(3)魚式(4)扭轉姿勢(5)輪式(6)
　　肩立式(7)站立前彎(8)倒立。

8. **低血壓**：(1)蝙蝠式(2)烏龜式(3)肩立蓮花式(4)瑣環蓮花
　　坐(5)前彎式。

9. **貧血**：(1)鋤頭式(2)蛇式(3)瑜伽身印(4)肩立式。

10. **肝、膽異常**：(1)側彎式(2)扭轉姿勢(3)鋤頭式(4)駱駝
　　式(5)弓式。

11. **容易感冒**：(1)蓮花坐魚式(2)扭轉(3)弓式(4)鋤頭式(5)
　　倒立。

12. **生理不順**：(1)弓式(2)鋤頭式(3)魚式(4)蜘蛛式(5)貓形
　　弓式(6)倒立。

13. **子宮、卵巢異位**：(1)貓式變化式(2)弓式。

14. **冷感症、不妊症**：(1)合蹠式(2)劈腿式(3)鳩王式(4)蛇
　　式變化式(5)蓮花坐魚式。

15. **性虛弱、早洩**：(1)英雄式(2)鋤頭式(3)蓮花坐魚式(4)
　　倒立(5)蓮花坐。

16. **預防白髮**：(1)倒立。

17. **氣管弱**：(1)鋤頭式(2)魚式(3)弓式(4)蛇式。

18. **肺病**：(1)蛇式(2)弓式(3)金剛坐魚式(4)站立後彎式。

19. **甲狀腺、扁桃腺異常**：(1)蛇式(2)肩立式(3)魚式(4)輪
　　式(5)駱駝式。

20. **內臟下垂**：(1)肩立式(2)倒立式。

21.**五十肩**：(1)側彎式(2)前彎式(3)瑣蓮花前彎式(4)扭轉姿勢(5)弓式(6)拉弓式。

22.**肩膀僵硬**：(1)扭轉姿勢(2)鋤頭式(3)肩立式(4)輪式(5)倒立。

23.**風溼關節痛**：(1)膝立側彎式(2)劈腿前彎式(3)抬腳姿勢(4)扭轉式(5)弓式。

24.**心臟病**：(1)輪式(2)金剛坐魚式(3)弓式(4)蝗蟲式(5)蛇式。

25.**便秘、痔瘡**：(1)三角平衡式(2)扭轉姿勢(3)合蹠式(4)站立前彎式(5)金剛坐魚式(6)鋤頭式(7)輪式(8)孔雀式(9)倒立。

26.**頭痛**：(1)大休息(2)扭轉姿勢(3)肩立式(4)倒立式。

27.**駝背**：(1)蛇式(2)弓式(3)瑣蓮花前彎式(4)駱駝式。

28.**美容、美姿**：(1)肩立式(2)蛇式(3)站立前彎式(4)輪式(5)魚式。

29.**頻尿**：(1)單足平衡式。

30.**近視、老花眼**：(1)蛇式(2)鋤頭式(3)合蹠前彎式(4)魚式(5)弓式。

31.**耳鳴**：(1)鋤頭式(2)駱駝式。

32.**鼻塞**：(1)鋤頭式(2)魚式。

33.**歇斯底里**：(1)蓮花坐（冥想）。

34.**小腿抽筋**：(1)三角平衡式(2)側彎式(3)海狗式(4)抬腳姿勢。

35.**瘦弱**：(1)風箱式呼吸法(2)蛇式(3)腹貼背式(4)瑜伽身印(5)靜坐。

36.肥胖：(1)拜日式(2)貓式踢腳(3)抬腳姿勢。

國家圖書館出版品預行編目資料

圖解瑜伽自然健康法 = The natural & healthy way: a
complete illustrated book of yoga／嚴菀華著. -- 三版.
-- 臺北市：遠流, 2001[民90]
　　面；　公分. --（健康生活館；11）

　　ISBN 957-32-4318-0（平裝）

　　1. 瑜伽

411.7　　　　　　　　　　　　　　90003029